AF398805

SÉRUMS THÉRAPEUTIQUES

ET AUTRES

LIQUIDES ORGANIQUES INJECTABLES

PAR

Edmond DUPUY

PROFESSEUR A LA FACULTÉ DE MÉDECINE ET DE PHARMACIE

DE TOULOUSE

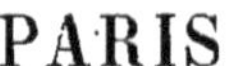

PARIS

ANCIENNE MAISON DELAHAYE

L. BATTAILLE ET Cie, ÉDITEURS

23, Place de l'École de Médecine, 23

1896

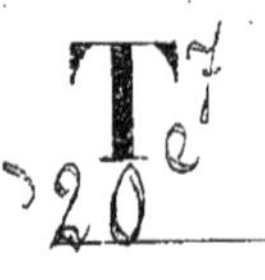

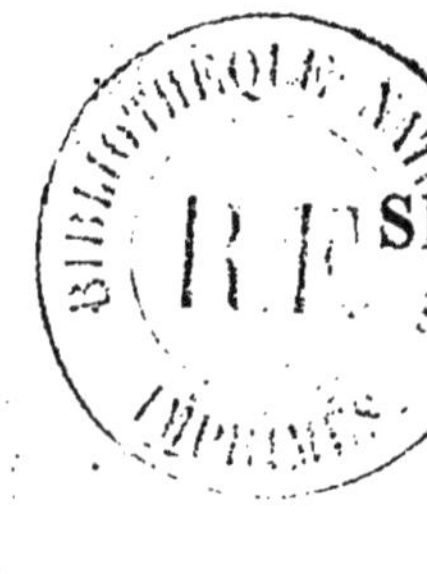

SÉRUMS THÉRAPEUTIQUES

ET AUTRES

LIQUIDES ORGANIQUES INJECTABLES

DU MÊME AUTEUR

Cours de Pharmacie Galénique et Chimique. 2 vol. in-8º, avec figures.

Tome I : A. — *Histoire et Législation pharmaceutiques.*
B. — *Pharmacie Galénique.*

1 vol. grand in-8º, avec 60 fig. intercalées dans le texte..... **18 fr.**

Tome II : *Pharmacie chimique.*
Fasc. 1. — Médicaments appartenant à la chimie minérale.

1 vol. grand in-8º, avec 29 fig. intercalées dans le texte..... **10 fr.**

Fasc. 2. — Médicaments appartenant à la chimie organique.

1 vol. grand in-8º, avec 13 fig. intercalées dans le texte..... **12 fr.**

Notices biographiques sur les Médaillons de la nouvelle École supérieure de Pharmacie de Paris. 1 vol. in-18... **2 fr.**

Recherches sur la Solubilité. 1 vol. in-8º.............. **3 fr.**

Manuel pratique de l'Inspecteur des Pharmacies ou Répertoire général des attributions et des devoirs des Commissions d'inspection, etc., etc. 1 vol. in-18............ **3 fr. 50**

Manuel d'hygiène publique et industrielle ou Manuel pratique des attributions des membres des Conseils d'hygiène. 1 vol. in-18.................................. **7 fr. 50**

SERUMS THÉRAPEUTIQUES

ET AUTRES

LIQUIDES ORGANIQUES INJECTABLES

PAR

Edmond DUPUY

PROFESSEUR A LA FACULTÉ DE MÉDECINE ET DE PHARMACIE

DE TOULOUSE

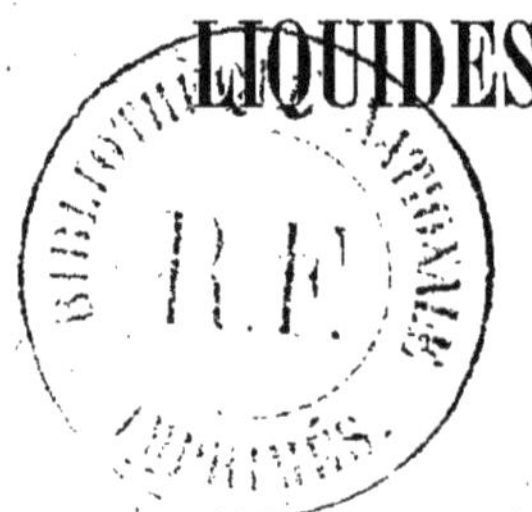

PARIS

Ancienne Maison Delahaye

L. BATTAILLE ET Cie, ÉDITEURS

23, Place de l'École de Médecine, 23

1896

PRÉFACE

Je publie aujourd'hui les leçons que j'ai professées à
la Faculté de Médecine et de Pharmacie de Toulouse,
sur les sérums thérapeutiques et autres liquides organiques injectables.

Ce modeste opuscule, qui résume les travaux publiés
sur cette grande question, pourra-t-il être utile aux
étudiants de nos Facultés ou Ecoles et rendre quelques
services aux praticiens qui débutent dans la carrière
médicale ou pharmaceutique ? On me l'a dit et je me
suis laissé convaincre.

L'accueil qui sera fait à cette étude démontrera si
j'ai atteint le but que je m'étais proposé.

Ed. Dupuy

PRÉLIMINAIRES — DIVISION

Sommaire. — Commentaire et texte du projet de loi relatif aux sérums thérapeutiques et autres liquides organiques injectables, adopté par la Chambre des députés et le Sénat. — Considérations générales sur les virus atténués, toxines modifiées, sérums thérapeutiques et autres liquides organiques injectables. — Méthodes de transfusions hypodermiques ; division de ces méthodes.

Le Sénat, dans la discussion du projet de loi sur l'exercice de la pharmacie, a adopté, en première délibération, un article 15, devenu article 14 en deuxième délibération, ainsi conçu :

« Toutes substances, telles que virus atténués, sérums thérapeutiques, toxines modifiées et produits analogues, pouvant servir à la prophylaxie et à la thérapeutique des maladies contagieuses, ne pourront être débitées, à titre gratuit ou onéreux, qu'après autorisation du gouvernement, rendu sur l'avis du Comité consultatif d'hygiène publique et de l'Académie de Médecine.

« Ces produits ne bénéficieront que d'une autorisation temporaire ; ils seront soumis à une inspection exercée par une Commission nommée par le Ministre compétent.

« Les produits seront délivrés au public par les pharmaciens. Chaque bouteille ou chaque récipient portera la marque du lieu d'origine et la date de la fabrication.

« Ces prescriptions ne s'appliquent pas au vaccin jennerien humain ou animal. »

Cet article devait être soumis à la nouvelle Commission nommée par la Chambre des députés, le 14 février 1895, chargée de l'examen de la proposition de loi, adoptée par le Sénat, sur l'exercice de la pharmacie; mais le gouvernement a pensé qu'il y avait lieu de détacher cet article et d'en faire l'objet d'un projet de loi spécial.

L'encombrement de l'ordre du jour de la Chambre ne permet pas, en effet, de prévoir l'époque à laquelle la loi sur l'exercice de la pharmacie pourra être discutée, et l'élaboration paraît devoir en être fort longue. Dans ces conditions, dit l'exposé des motifs, le gouvernement croit qu'il convient de demander au Parlement une disposition qui permette de règlementer la matière en attendant le vote définitif de la loi.

Dans un rapport remarquable fait au nom de la Commission et présenté à la Chambre des députés, le 5 août 1895, M. le Dr Bourrillon, député, s'exprime ainsi : « Il y a urgence, en effet, au moment où le sérum anti-diphtérique, provenant de l'Institut Pasteur, est livré au public par l'intermédiaire des pharmaciens et devient l'agent habituel du traitement de la diphtérie, à déterminer les conditions dans lesquelles cette substance, qui peut avoir des provenances diverses, peut être préparée et vendue. Ce serait exposer la santé publique et compromettre les résultats qu'on est en droit d'espérer des récentes découvertes que de permettre la production et la distribution du sérum par des mains inexpérimentées ou négligentes. Si des insuccès ou même des accidents dûs à sa mauvaise qualité venaient à se produire, il serait à craindre qu'on ne les attribuât à la méthode de traitement employée.

« A ces motifs, il nous suffira d'ajouter un exemple très récent des inconvénients qu'il y aurait à laisser fonctionner sans contrôle et sans surveillance certains laboratoires de fabrication de sérums et de produits analogues. Tout dernièrement, une grave épidémie de diphtérie a éclaté dans un centre minier important. On demande du sérum à un établissement régional qui paraissait offrir toutes les garanties nécessaires tant au point de vue de la science que de la compétence qu'au point de vue de l'honorabilité du personnel. Les résultats, obtenus avec le sérum provenant de cet établissement, furent absolument nuls. Devant cet insuccès et devant l'extension violente et rapide de l'épidémie, on se décida à recourir au sérum de l'Institut Pasteur, et dès lors, on put constater un abaissement considérable de la mortalité.

« Est-ce à dire que l'on doive accorder un monopole à ce dernier laboratoire ? Évidemment non, mais cela démontre que, même préparé par des personnes instruites et consciencieuses, mais n'ayant pas une pratique suffisante, le sérum peut rester inefficace, s'il ne devient pas dangereux.

« Que serait-ce si sa fabrication était laissée sans contrôle à certains industriels qui ne reculent devant aucun trafic, devant aucune fraude ? Cette exploitation de la maladie est déjà organisée et je n'en veux pour preuve que la quantité énorme de sérum qui est recueillie tous les jours dans les abattoirs de Paris et qui est expédiée soit en France, soit à l'Étranger, comme sérum anti-diphtérique.

« Il est donc important de mettre rapidement à la disposition des tribunaux une loi permettant de réprimer ces fraudes qui constituent un grave danger pour la santé publique et pour la réputation de notre sérum et de nos laboratoires.

« Les nations voisines nous ont devancés dans la règlementation de la vente des sérums.

« En Italie, on a interdit par décret, l'importation de tout autre sérum que celui provenant des Instituts de Paris ou de Berlin, en attendant qu'un Institut similaire soit institué dans ce pays.

« En Allemagne, où les prescriptions d'hygiène publique prennent souvent un caractère autocratique, on a été plus loin. Un représentant de l'État est attaché à chaque laboratoire, et, aussitôt après sa mise en flacons, le sérum est enfermé par le délégué de l'État dans une armoire dont il possède seul la clef. Il prélève au hasard un certain nombre de tubes qui sont expédiés à un laboratoire de contrôle et d'analyse, et ce n'est qu'après autorisation venue de ce laboratoire que les flacons renfermés dans l'armoire sont livrés, scellés et plombés, à la consommation. »

La Commission de la Chambre, élargissant le texte proposé par le Gouvernement sur la préparation et la vente des sérums thérapeutiques, a cru devoir introduire dans la loi une disposition relative à une méthode thérapeutique nouvelle et qui, sans avoir toute l'importance de la Sérothérapie, ne s'en est pas moins beaucoup développée.

Cette nouvelle méthode consiste en injections, dans le corps humain, de liquides provenant de divers organes d'animaux, et si elle n'expose pas à d'aussi graves dangers que la Sérothérapie mal appliquée, elle n'en constitue pas moins un procédé thérapeutique dont l'application peut occasionner, dans certains cas, de sérieux accidents. A ce titre, elle devait attirer l'attention du législateur.

Les différents, motifs que nous venons d'exposer, ont été pris en considération par la Chambre des Députés et le Sénat ; en conséquence, le 25 avril 1895, il a été promulgué la loi suivante :

LOI concernant la préparation et la vente des sérums thérapeutiques et autres liquides organiques injectables.

ARTICLE PREMIER. — Les virus atténués, sérums thérapeutiques, toxines modifiées et produits analogues pouvant servir à la prophylaxie et à la thérapeutique des maladies contagieuses et les substances injectables d'origine organique non définies chimiquement, appliquées au traitement des affections aiguës ou chroniques, ne pourront être débités, à titre gratuit ou onéreux, qu'autant qu'ils auront été, au point de vue soit de la fabrication, soit de la provenance, l'objet d'une autorisation du gouvernement, rendue après avis du Comité consultatif d'hygiène de France et de l'Académie de médecine.

Ces produits ne bénéficieront que d'une autorisation temporaire et révocable. Ils seront soumis à une inspection exercée par une Commission nommée par le Ministre compétent.

ART. 2. — Ces produits seront délivrés au public par les pharmaciens, sur ordonnances médicales. Chaque bouteille ou récipient portera la marque du lieu d'origine et la date de sa fabrication.

En cas d'urgence, les médecins sont autorisés à fournir à leur clientèle ces mêmes produits.

Lorsqu'ils seront destinés à être délivrés à titre gratuit aux indigents, les flacons contenant ces produits porteront dans la pâte du verre, les mots : *Assistance publique. Gratuit.*

Ils pourront alors être déposés, en dehors des officines de pharmacie et sous la surveillance d'un médecin, dans des établissements d'assistance désignés par l'administration, qui auront la faculté de se procurer directement ces produits.

Toutes ces prescriptions ne s'appliquent pas au vaccin jennerien humain ou animal.

ART. 3. — La distribution des substances mentionnées à l'art. 1er, à quelque titre qu'elle soit faite, sera assimilée à la vente et soumise aux dispositions de l'article 423 du Code pénal et de la loi du 27 mars 1851.

En conséquence, seront punis des peines portées par l'article 423 du Code pénal et par la loi du 27 mars 1851 ceux qui auront trompé sur la nature desdites substances qu'ils sauront être falsifiées ou corrompues et ceux qui auront trompé ou tenté de tromper sur la qualité des choses livrées.

ART. 4. — Toutes autres infractions aux dispositions de la présente loi seront punies d'une amende de 16 à 1,000 francs.

Ainsi que le faisait très justement remarquer au Sénat M. le professeur Cornil, les termes scientifiques : *virus atténués, sérums thérapeutiques, toxines modifiées, liquides organiques injectables,* employés dans l'art. 1, apparaissent pour la première fois dans nos lois.

Il nous a paru intéressant de donner quelques explications à ce sujet, afin de renseigner les médecins et les pharmaciens sur la signification précise de ces termes et sur la valeur thérapeutique de ces nouveaux produits, considérés aujourd'hui comme de véritables médicaments.

On emploie actuellement en médecine, dans un but thérapeutique, diverses méthodes ayant les plus grands rapports avec les injections hypodermiques et que nous désignerons, à cause de cette analogie, sous le nom de *transfusions hypodermiques*. Ces méthodes comprennent :

1° Les injections d'extraits organiques ou de solutions destinées à les remplacer.

2° Les injections de sang d'animaux, usitées dans l'hématothérapie.

3° Les injections de sérum de sang d'animaux.

4° Les injections de sérum artificiel.

5° Les injections de sérum d'animaux immunisés appelés : *sérums antitoxiques* ou *thérapeutiques*.

} usités dans la Sérothérapie

Étudions rapidement ces différentes méthodes.

CHAPITRE PREMIER

INJECTIONS D'EXTRAITS ORGANIQUES ET DES LIQUIDES DESTINÉS A LES REMPLACER.

SOMMAIRE. — Expériences de Brown-Séquard, méthode séquardienne. — Emploi des liquides préparés avec la substance des capsules surrénales, du corps thyroïde, du parenchyme du rein, du pancréas, de la substance grise du cerveau (transfusion nerveuse de Constantin Paul). — Considérations générales sur la préparation des extraits organiques. — Solutions proposées pour remplacer les extraits organiques : sérum sanguin stérilisé ; chlorhydrate de spermine *(Pœhl, de Saint-Pétersbourg)* ; phosphate neutre de soude *(Croq fils, de Bruxelles)* ; sérum artificiel *(Chéron)* ; glycérine *(Halipré et Tariel)* ; vitaline.

Le 1ᵉʳ juin 1895, Brown-Séquard fit à la société de biologie une communication portant le titre : *des effets produits chez l'homme par des injections sous-cutanées d'un liquide retiré des testicules de cobaye et de lapin.* Cette communication frappa, par son étrangeté, non seulement le monde savant, mais encore et surtout le public. Ce ne fut pas, en effet, sans un certain étonnement, qu'on entendit ce grand physiologiste exposer les idées théoriques qui l'avaient conduit à expérimenter les effets du suc testiculaire de cobaye, dans le but de rajeunir, en quelque sorte, son organisme, et déclarer qu'à l'aide de ces injections, on pouvait donner aux vieillards une vigueur nouvelle, se traduisant par une augmentation de force physique et intellectuelle.

Cette méthode de Brown-Séquard, à laquelle on a donné le nom de *Méthode séquardienne*, a été le point de départ de recherches nombreuses et l'on a vu dans les deux mondes, les médecins injecter les malades les plus variés avec des extraits d'organes non moins variés.

Après l'emploi du liquide obtenu par la macération des glandes testiculaires de différents animaux, on a proposé l'usage de liquides préparés avec la substance des capsules surrénales, du corps thyroïde, du parenchyme du rein, du pancréas. Sous le nom de transfusion nerveuse, M. le Dr Constantin Paul a proposé l'injection du liquide nerveux, obtenu à l'aide de la substance grise du cerveau d'un mouton récemment tué.

Des nombreuses expériences faites, on est arrivé à conclure que les diverses glandes du corps donnent naissance, en dehors de leurs sécrétions propres et déjà connues, à des principes inconnus encore mais nécessaires au bon fonctionnement de l'organisme, et que, là où ces principes viennent à manquer ou à diminuer, on peut y suppléer à l'aide d'injections de sucs dilués, retirés d'organes similaires chez les animaux sains. C'est en se fondant sur ces expériences, que les injections du liquide séquardien ont été employées contre la mélancolie, l'ataxie locomotrice, la paralysie agitante ; la transfusion nerveuse dans la neurasthénie et l'ataxie ; les injections de suc thyroïdien dans le myxœdème (*Bouchard, Gley*); les injections de suc des capsules surrénales dans la maladie bronzée d'Addison (*Abelous et Langlois*) ;

les injections de suc de la substance corticale du rein contre les accidents urémiques (*Dieulafoy*); les injections de suc pancréatique dans le diabète (*Comby*) (1).

La préparation de ces extraits organiques se fait généralement en triturant l'organe avec de l'eau distillée et en filtrant ensuite le liquide obtenu. Il faut prendre, pour procéder à cette préparation, de nombreuses précautions antiseptiques indiquées par divers expérimentateurs, en particulier par M. d'Arsonval, précautions qui nécessitent un outillage assez compliqué et sont souvent négligées par les nombreux laboratoires qui se sont créés pour la préparation de ces produits.

L'amélioration ou les cures obtenues à l'aide des liquides organiques injectables ont engagé un certain nombre de préparateurs, chimistes ou physiologistes, à s'occuper de la fabrication industrielle de ces produits, et tous les médecins ou pharmaciens ont reçu des circulaires annonçant l'ouverture de laboratoires, dont quelques-uns présentent des garanties suffisantes, mais dont la plupart réclament une active surveillance.

Sans parler de ceux qui mettent en circulation de l'eau distillée légèrement diluée, certains préparateurs s'approvisionnent des organes dont ils veulent faire des extraits sans se préoccuper de l'état de l'animal et sans prendre aucune précaution antiseptique. Quelle garantie aura donc le malade ? Et combien de fois n'a-t-on

(1) Voir à ce sujet : Ch. Bouchard, de l'Institut, 1o La nutrition envisagée au point de vue médicale, *Semaine Médicale de mars 1895*. — 2o Les médicaments d'origine animale et leur action, discours prononcé au Congrès de Médecine de Bordeaux, le 8 août 1895, publié dans la *Presse Médicale.*

pas vu se produire, après les injections, des accidents septiques ou des phénomènes infectieux souvent très graves? N'est-on pas exposé à inoculer surtout les maladies transmissibles des animaux à l'homme, telles que la morve, le charbon, la tuberculose.

La loi du 25 avril 1895 a pensé avec raison qu'au nom de la santé publique, il était nécessaire d'exercer une surveillance rigoureuse sur la fabrication et la provenance de ces liquides organiques, et de n'en permettre la délivrance que dans les conditions énumérées dans l'article 1er.

Nous ne croyons pas devoir insister plus longuement sur la manière dont on doit procéder à la préparation et à l'injection de ces liquides organiques. Nous n'insisterons pas davantage sur les résultats thérapeutiques qu'ils ont produits. Ceux qui voudraient approfondir la question pourront consulter les mémoires suivants (1).

Disons, en terminant, qu'on a proposé, pour remplacer les liquides organiques, les solutions ou liquides suivants :

1° Le sérum sanguin stérilisé.

2° Le chlorhydrate de spermine (*Poehl, de Saint-Pétersbourg*).

3° Le phosphate neutre de soude (*Croq fils, de Bruxelles*).

---

(1) *Bulletin de thérapeutique*, 1892, tome XXIII, page 337, Egasse : DES INJECTIONS DES LIQUIDES ORGANIQUES. — *Midi-Médical*, année 1894, page 1 : LA MÉDICATION SEQUARDIENNE, par M. le professeur Mossé, de Toulouse, étude très savante dans laquelle on trouvera une bibliographie complète sur la question. — LA MÉTHODE DE BROWN-SEQUARD, par Ch. Eloy (J. B. Baillère et fils).

4° Les sérums artificiels préparés d'après différentes formules, en particulier par celle de Chéron (1) :

Sulfate de soude chimiquement pur.......	8 gr.
Phosphate de soude.....................	4 gr.
Chlorure de sodium....................	2 gr.
Acide phénique neigeux............	1 gr.
Eau pure stérilisée................... ..	100 gr.

5° Les solutions de glycérine, préparées d'après la formule de Halipré et Tariel :

Glycérine neutre......................	10 gr.
Eau bouillie...........................	30 gr.

6° La vitaline, préparation très usitée en Russie, qui n'est qu'une solution de borax dans la glycérine, et dont la composition serait, d'après le laboratoire municipal de Paris, ainsi fixée :

Borax................................	38 gr.
Glycérine pure à 1,26................	42 gr.
Eau distillée.........................	40 gr.

(1) Jules Chéron : *Lois générales de l'hypodermie, physiologie et thérapeutique*, 1893.

CHAPITRE II

INJECTIONS DE SANG D'ANIMAUX (HÉMATOTHÉRAPIE).

Sommaire. — Hématothérapie ou méthode de transfusion sanguine. — But et division de cette méthode.

SECTION I. — **Transfusion sanguine intraveineuse.** —
Expériences de Denys de Montpellier. — Travaux de Blundell,
Dieffenbach, Bischoff, Magendie, Nélaton, Leroy, etc., etc. —
Période scientifique de la question : travaux d'Oré, Moncoq,
Roussel, Jullien, Hayem. — Objections faites contre cette méthode
et proposition de la remplacer par la méthode de transfusion de
sérum du sang.

SECTION II. — **Transfusion sanguine péritonéale.** — Avantages et inconvénients.

SECTION III. — **Transfusion sanguine hypodermique.** —
Avantages et inconvénients. — Emploi de cette méthode contre la
tuberculose *(Picq* et *Bertin)*.

Les injeotions de sang d'animaux sont employées
dans l'hématothérapie, ou méthode de transfusion sanguine.

Cette méthode a pour but de rendre la force aux
épuisés et la santé aux malades, en remplaçant leur
sang plus ou moins vicié par un sang riche et pur.

Suivant les voies par lesquelles elle se pratique, la

transfusion sanguine a été divisée en trois groupes comprenant :

1° Transfusion sanguine intra-veineuse.
2° Transfusion sanguine péritonéale.
3° Transfusion sanguine hypodermique.

SECTION I. — **Transfusion sanguine intra-veineuse.**

La première transfusion sanguine fut pratiquée en 1667 par Denys de Montpellier ; elle consista à retirer de la veine d'un fiévreux trois onces de sang, et à injecter, dans la même veine, huit onces de sang artériel d'agneau. Denys explique, dans l'intéressante relation qu'il a faite de cette mémorable expérience, qu'il a choisi le sang de l'agneau, parce que ce sang, pensait-il, est plus pur que celui de l'homme.

En 1675, un arrêt du Châtelet interrompit les recherches de Denys, et la transfusion sanguine fut à peu près complètement abandonnée jusqu'au commencement de ce siècle.

Après les travaux de James Blundell (1815), de Dieffenbach (1828), de Bischoff (1838), de Magendie (1838), de Nélaton, de Leroy et Desgranges, etc., la question entra dans une phase réellement scientifique, et son étude a été complétée par les travaux d'Oré (1868), de Moncoq (1862-1874), de Roussel, de Jullien (1873), de Hayem (1882).

Des travaux que nous venons de rapporter, on peut tirer les conclusions suivantes (1) :

La transfusion sanguine intra-veineuse ne doit être

(1) Jules Chéron : *Lois générales de l'hypodermie.*

faite qu'avec du sang emprunté à un animal de même espèce que le transfusé ; ce n'est que dans ces conditions qu'il est permis d'espérer que le sang injecté se greffera un temps plus ou moins long, dans l'organisme auquel on l'a fourni.

La transfusion chez l'homme exige donc toujours qu'un autre homme se dévoue et consente à se laisser saigner pour tenter de sauver la vie du malade. C'est là une première et grosse difficulté, de nature à rendre aussi rare que possible l'emploi de la transfusion sanguine. Aussi, cette opération, dont le but primitif était de rendre la force aux épuisés et la santé aux malades, en reconstituant leur sang lui-même usé et altéré, s'est-elle trouvée logiquement restreinte à cette unique indication, heureusement assez rare : empêcher de mourir une personne accouchée ou encore une personne qui vient de subir une opération chirurgicale, l'une et l'autre à bout de sang par hémorragie. Lorsque cette hémorragie correspond à une perte de sang égale à la 19e partie du poids du corps, elle est fatalement mortelle ; il n'y a alors que la transfusion du sang humain complet qui puisse sauver la vie du malade, car il faut restituer sans retard au système circulatoire un sang vivant.

Mais, en supposant qu'une personne bien portante soit toute prête à se laisser retirer une quantité de sang assez considérable, il y a encore beaucoup de difficultés à surmonter pour faire cette opération d'urgence, pour laquelle les minutes sont comptées. Il faut avoir à sa disposition un appareil à transfusion, une solution saline chaude pour amorcer le transfuseur et empêcher la coagulation du sang, qui pourrait entraîner la mort de l'opéré, etc., etc.

Malgré toutes ces difficultés, la transfusion du sang complet a sauvé la vie à quelques personnes, et ce n'est que très exceptionnellement, qu'on a eu à regretter la mort de celui qui avait fourni le sang vivificateur.

Il est arrivé souvent que l'opération à dû être interrompue, parce que le sang se coagulait dans l'appareil transfuseur et même, dans quelques cas, l'introduction d'un caillot dans la veine du malade vint hâter la terminaison fatale. De là est venue l'idée d'employer la transfusion du sang défribiné, c'est-à-dire le sérum du sang, à la place de la transfusion du sang complet ; nous reviendrons sur ce point, lorsque nous parlerons de la Sérothérapie.

SECTION II. — Transfusion sanguine péritonéale.

La transfusion intra-veineuse du sang étant quelquefois difficile, lorsque les veines sont trop aplaties, très petites, difficiles à découvrir au milieu d'un tissu adipeux très développé, comme cela arrive chez certaines femmes, on a essayé d'introduire le sang par une autre voie ; de là, l'idée de la transfusion péritonéale étudiée par Ponfick en 1879.

SECTION III. — Transfusion sanguine hypodermique.

En 1873, Kalt (de Kreuznack) a proposé de faire des transfusions de sang dans le tissu cellulaire sous-cutané ; mais la résorption du sang, qui est déjà très lente dans la transfusion sanguine péritonéale, puisqu'il faut 2 à 5 jours pour qu'elle soit complète, se fait encore plus lentement et d'une manière moins complète que lorsque le sang est injecté dans le péritoine ; aussi, les transfusions sanguines hypodermiques, au point de vue des hémorragies graves, sont-elles à peu près complètement abandonnées.

Cependant, ces injections ont été proposées dans un but thérapeutique. En effet, MM. Picq et Bertin ont eu l'idée de traiter la tuberculose par les injections hypodermiques de sang de chèvre. Ils ont eu recours à ces injections dans le but d'utiliser l'action bactéricide du sérum sanguin d'un animal qu'ils croyaient réfractaire à la tuberculose spontanée. Ils injectent chaque fois 15 à 20 grammes de sang complet.

CHAPITRE III

INJECTIONS DE SÉRUM (SÉROTHÉRAPIE).

—

PRÉLIMINAIRES — DIVISION

La Sérothérapie est une méthode qui consiste à introduire dans l'économie, au moyen d'injections sous-cutanées, soit du sérum d'animaux, soit du sérum artificiel, soit des sérums antitoxiques ou thérapeutiques, dans le but d'obtenir la guérison de certaines maladies.

Cette méthode, qui a pris dans ces derniers temps une importance considérable, peut être divisée en trois grandes classes :

1º Sérothérapie

Comprenant l'injection de sérum d'animaux ;

2º Sérothérapie

Comprenant l'injection de sérum artificiel ;

3º Sérothérapie

Comprenant l'injection de sérum antitoxique ou thérapeutique.

TITRE PREMIER

SÉROTHÉRAPIE COMPRENANT L'INJECTION DE SÉRUM D'ANIMAUX.

SOMMAIRE.—Différences entre l'hématothérapie et la sérothérapie. — Du sérum du sang (propriétés et composition). —Emploi du sérum sanguin essayé par Maurice Raynaud et fait pour la première fois par Charles Richet et Héricourt. — De l'immunité : immunité naturelle et artificielle.—Travaux de Behring, d'Ogata.—Objections faites contre l'emploi du sérum d'animaux jouissant de l'immunité naturelle.—Emploi du sérum d'animaux immunisés artificiellement.

Avant de parler de l'injection de sérum d'animaux, il convient de rappeler que cette classe de Sérothérapie n'est qu'un cas particulier de l'Hématothérapie. En effet, dans l'Hématothérapie, on injecte du sang complet, tandis que dans cette classe de Sérothérapie, on injecte seulement du sérum du sang.

Rappelons brièvement ce que c'est que le sérum du sang.

Lorsqu'on abandonne le sang à lui-même, il perd sa consistance liquide et prend l'aspect d'une masse molle liquide ; peu à peu, la masse coagulée se sépare en deux parties : 1° l'une, franchement liquide, de couleur jaunâtre, appelée *sérum*, contenant tous les principes du plasma sanguin, moins la fibrine et les globules sanguins ; 2° l'autre, de plus en plus consistante, de couleur rouge, appelée *caillot*, formée par la fibrine du plasma sanguin qui se coagule, entraînant avec elle les globules du sang.

Le sérum sanguin qui, comme on le voit, est formé par tous les principes du plasma sanguin, moins la fibrine et les globules sanguins, est un liquide visqueux, ayant une couleur ambrée chez le cheval, rougeâtre chez le bœuf, jaunâtre chez l'homme. Il est transparent en général et quelquefois opalescent ou latescent chez les animaux gras ; il contient :

1o Eau, 90 à 92 pour 100 ;

2o Des matières albuminoïdes et spécialement de la *sérine*, matière albuminoïde analogue à l'albumine de l'œuf ;

3o Des matières protéiques nombreuses (*paraglobuline, caséine, fibrine soluble, peptones*) ;

4o Des matières extractives (*graisses, glucose, alcool, urée, créatine, créatinine, xanthine, sarcine, cholésterine*, etc.) ;

5o Des sels minéraux (*chlorure de sodium, chlorure de potassium, bicarbonate de sodium, phosphates tribasiques de sodium, de calcium, de magnésium*).

Les injections de sérum sanguin, essayées en 1877 par Maurice Raynaud, ont été employées pour la première fois en 1884 par MM. Charles Richet et Héricourt. Poursuivant la même idée que MM. Picq et Bertin, ces expérimentateurs, croyant que le chien et la chèvre étaient réfractaires à la tuberculose, ont proposé de faire des injections hypodermiques de sérum sanguin emprunté à ces animaux, afin d'obtenir un effet anti-bacillaire propre à combattre cette maladie.

A ce sujet, il importe de présenter quelques considérations générales importantes. On dit qu'un animal est réfractaire à une maladie, quand cet animal est incapable d'acquérir cette maladie. Les animaux, ainsi réfractaires, jouissent, vis-à-vis de cette maladie, d'une immunité dite naturelle.

Ces animaux réfractaires à telle ou telle maladie infectieuse, qui jouissent d'une immunité naturelle, possèdent dans leur sérum une substance bactéricide qui permet à leur organisme de lutter avec avantage contre l'infection produite par les microbes pathogènes.

D'après la doctrine de l'immunisation aujourd'hui adoptée, on peut prévenir ou guérir les maladies infectieuses par le sérum des animaux réfractaires à une maladie donnée, ou mieux, comme nous le verrons plus tard, par le sérum d'animaux artificiellement immunisés contre telle ou telle maladie.

Behring en 1888, le professeur Ogata (de Tokio) en 1889 et en 1890, proposèrent de guérir le charbon en injectant à des animaux (souris, cobayes, lapins auxquels on avait inoculé le charbon) le sérum du sang de rats blancs, de grenouilles ou de chiens qui jouissent, vis-à-vis de cette maladie, d'une immunité naturelle. Mais on s'aperçut bien vite que la présence d'une substance bactéricide dans le sérum d'animaux doués de l'immunité naturelle et les succès qui en sont la conséquence, loin de pouvoir être généralisés, ne constituent en somme qu'une exception. M. Behring, luimême, ne tarda pas à reconnaître que le sérum d'animaux (souris, rats, chiens), jouissant d'une immunité naturelle contre la diphtérie, est impuissant à empêcher la marche de cette maladie. Il a eu au contraire des résultats positifs en se servant du sang d'animaux immunisés artificiellement.

En présence de ces nouvelles observations, on a abandonné, pour le traitement de telle ou telle maladie, les injections de sérum d'animaux jouissant d'une immunité naturelle contre ces maladies, et aujourd'hui, on utilise seulement, pour leur traitement, les sérums d'animaux artificiellement immunisés contre ces maladies. Nous reviendrons plus loin sur ce point, lorsque nous étudierons la 3ᵉ classe de la sérothérapie : Injections de sérums antitoxiques ou thérapeutiques.

TITRE II

SÉROTHÉRAPIE COMPRENANT L'INJECTION DES SÉRUMS ARTIFICIELS.

Sommaire. — Considérations générales sur les effets produits par la transfusion dans le système circulatoire d'un animal du sang d'un animal d'une autre espèce ; conséquences de ces effets ; emploi des sérums artificiels.

Des sérums artificiels. — Etude des voies par lesquelles ils peuvent être transfusés dans l'économie et formules des sérums employés dans chaque cas.

SECTION I. — **Transfusion intra-veineuse des sérums artificiels.** — Elle est employée surtout dans le choléra. — Travaux de Latta, Crégie, Christison, Colson, Hérard, Jennings, Hayem. — But de cette transfusion.

SECTION II. — **Transfusion péritonéale de sérums artificiels.** — Peu employée.

SECTION III. — **Transfusion hypodermique des sérums artificiels.** — Premières expériences, méthode de traitement du choléra ou hypodermoclysis de Cantani. — Emploi des sérums artificiels dans les hémorragies graves, proposées par Prégaldino.

Weiss, Korn, pour le lavage du sang dans les maladies infectieuses et les intoxications graves indiquées par Sahli de Berne. — Sérum artificiel complexe et concentré de Chéron.

Lorsqu'on injecte, dans le système circulatoire d'un animal, le sang d'un animal d'une autre espèce, l'expérimentation physiologique démontre qu'on ne greffe pas un sang nouveau sur l'animal transfusé : les globules rouges du sang nouvellement introduit n'ont qu'une survie très courte ; de plus, les globules rouges de l'animal transfusé sont en partie détruits et altérés par le fait du mélange de son sang avec un sang de nature différente.

Cependant, cette transfusion n'est point inutile, car il se produit, dès le début, un phénomène d'excitation générale, une sensation de bien-être et de force, une augmentation de tension artérielle et, finalement, une augmentation de la richesse globulaire du sang du sujet soumis à cette transfusion.

Puisque le sang des animaux ne peut se greffer chez l'homme, il est préférable, lorsqu'on veut utiliser la transfusion sanguine pour le traitement des maladies, d'injecter des sérums artificiels qui rappellent plus ou moins la partie liquide du sang des animaux ; de là l'emploi de la sérothérapie, comprenant les injections de sérums artificiels.

Les sérums artificiels sont des liquides, qui rappellent plus ou moins la partie liquide du sang des animaux, et qui sont composés de telle façon qu'introduits dans la circulation, ils ne détruisent pas les hématies, tout en ayant, sur les fonctions hématopoiétiques, la même action que le sang lui-même.

On a proposé différentes formules de sérums artificiels, qui varient suivant les voies par lesquelles ces sérums sont transfusés. Voyons donc les voies proposées pour les transfusions de ces sérums et les formules usitées dans chaque cas.

La transfusion des sérums artificiels peut, comme la transfusion sanguine, être faite de trois manières :

1° Transfusion intra-veineuse de sérum artificiel.
2° Transfusion péritonéale de sérum artificiel.
3° Transfusion hypodermique de sérum artificiel.

SECTION I

Transfusion intra-veineuse de sérum artificiel.

Ces transfusions ont été surtout employées dans le choléra par Latta, Crégie, Christison, Colson, Hérard, Jennings, etc., etc. M. le professeur Hayem a proposé, en 1884, de faire des injections intra-veineuses, avec un sérum artificiel ainsi composé :

Chlorure de sodium...................	5 gr.
Sulfate de soude......................	10 gr.
Eau distillée.........................	1.000 gr.

Ces transfusions, qui ont pour but, d'après leurs auteurs, d'empêcher l'arrêt de la circulation sanguine causé par l'épaississement du sang que les excrétions intestinales abondantes avaient privé de la plus grande partie de son sérum, ont donné quelquefois de bons résultats ; mais elles sont peu employées, parce qu'elles nécessitent un outillage assez compliqué et un manuel opératoire difficile,

SECTION II

Transfusion péritonéale de sérum artificiel.

Lorsque la transfusion intra-veineuse du sérum artificiel ne peut pas être pratiquée en raison de la petitesse des vaisseaux, on a recours à la transfusion péritonéale ; mais ce mode de transfusion est très rarement employé.

SECTION III

Transfusion hypodermique de sérum artificiel.

Les premières tentatives de transfusion hypodermique de sérum artificiel sont dûes à Cantani, de Naples. En 1865, il a proposé une nouvelle méthode de traitement du choléra qu'il a appelée *hypodermoclysis* ou *dermoclyse*. Elle consiste à injecter dans le tissu cellulaire sous-cutané un ou plusieurs litres d'une solution de chlorure de sodium à 4 pour 1000, et de carbonate de soude à 3 pour 1000. Cette méthode, d'une application facile et sans danger, a donné de bons résultats (Chéron).

Divers auteurs, Prégaldino, Weiss, Korn, etc., etc., ont proposé d'employer des sérums artificiels dans le but de remplacer la transfusion sanguine, en cas d'hémorragies graves. Ils emploient en injections hypodermiques une solution ainsi composée :

Chlorure de sodium...................... 6 gr.
Eau distillée........................ 1.000 gr.

Ces solutions chlorurées produisent, comme la transfusion sanguine, une augmentation de la masse du sang qui peut être aussi considérable qu'on le désire ; une stimulation énergique du système nerveux central ; elles réveillent l'action du cœur, raniment la circulation, font cesser la syncope, etc.

Sahli (de Berne), s'appuyant sur les recherches expérimentales de MM. Dastre et Loye, a proposé de faire le lavage du sang dans les maladies infectieuses et dans les intoxications (fièvre typhoïde, urémie, etc.), en injectant sous la peau de grandes quantités de solution de chlorure de sodium.

Il est à remarquer que dans ces transfusions hypodermiques de sérum artificiel, on emploie de grandes quantités de sérum (1 à 4 litres) et que, de plus, on choisit comme sérum, une solution faiblement minéralisée contenant 6 pour 1000 de chlorure de sodium.

M. Chéron s'est demandé s'il était nécessaire de faire des transfusions hypodermiques aussi abondantes pour obtenir les effets que l'on recherche et s'il ne serait pas possible, en employant des sérums beaucoup plus concentrés, de réduire, dans de notables proportions, la dose de sérum artificiel transfusé sous la peau. Il est parvenu à démontrer que par l'usage d'un sérum complexe et concentré, employé à doses moyennes, on obtenait tous les effets physiologiques et thérapeutiques de la transfusion hypodermique.

Le sérum artificiel, proposé par M. Chéron, est *complexe*, c'est-à-dire qu'il renferme les principaux sels minéraux contenus dans le sérum sanguin ; de plus, ce *sérum* est *concentré*, c'est-à-dire qu'il contient une quantité de sels minéraux plus considérable que celle renfermée dans le sérum du sang humain.

La formule du sérum artificiel de M. Chéron est ainsi composée :

Chlorure de sodium	2 gr.
Sulfate de soude......................	8 gr.
Phosphate de soude....................	4 gr.
Acide phénique neigeux...............	1 gr.
Eau distillée........	100 gr.

Nous ne croyons pas devoir insister sur le mode de préparation et de conservation de ce sérum ; sur la température qu'il doit posséder lorsqu'on l'injecte ; sur les doses variables (faibles, 5 à 10 gr. ; moyennes, 15 à 30 gr. ; fortes 60 à 120 gr.) employées ; sur la région du corps que l'on doit choisir pour faire cette transfusion ; sur les instruments nécessaires à cette transfusion et sur la technique opératoire usitée. — Nous n'insisterons pas davantage sur les effets locaux et sur les effets généraux produits par ces transfusions ; nous nous bornerons à dire que les indications thérapeutiques de ces transfusions sont nombreuses et variées et qu'elles peuvent être employées avec avantage dans les cas d'hypotension artérielle ; d'appauvrissement du sang ; d'affaiblissement du système nerveux ; de ralentissement de la nutrition (1).

____

(1) Pour l'étude de ces différentes questions, on pourra consulter le très remarquable ouvrage de M. Jules Chéron, intitulé : *Introduction à l'étude des lois générales de l'hypodermie.* (Physiologie et thérapeutique) 1895.

TITRE III

SÉROTHÉRAPIE COMPRENANT L'INJECTION DES SÉRUMS ANTITOXIQUES OU THÉRAPEUTIQUES.

SOMMAIRE. — Considérations générales. — Définition des sérums antitoxiques ou thérapeutiques; leur importance. — Notions sur les maladies contagieuses ou infectieuses; définition des mots : Virus, contage, toxines, poisons microbiens, poisons bactériens. — Résumé des travaux faits sur ces poisons.

Nous avons dit, en parlant de la première classe de la sérothérapie, comprenant l'injection des sérums d'animaux, que d'après la théorie de l'immunisation aujourd'hui adoptée, on peut prévenir et guérir les maladies infectieuses par le sérum des animaux réfractaires à ces maladies contagieuses, ou mieux par le sérum d'animaux artificiellement immunisés contre ces maladies.

Les sérums des animaux ainsi immunisés artificiellement sont appelés *sérums antitoxiques*; ils sont à la fois préventifs et thérapeutiques, c'est-à-dire qu'ils peuvent servir à la prophylaxie et à la thérapeutique des maladies contagieuses.

Ces sérums antitoxiques, généralement désignés sous le nom de *sérums thérapeutiques*, présentent, au point de vue scientifique et pratique, une importance considérable. Mais, avant d'en faire l'étude, il convient tout d'abord de faire connaître la valeur des dénominations employées pour la première fois dans notre législation médico - pharmaceutique : virus, toxines, toxines modifiées, sérums thérapeutiques et autres produits analogues pouvant servir à la prophylaxie et à la thérapeutique des maladies contagieuses.

On appelle maladies contagieuses ou infectieuses les maladies produites par l'introduction, dans l'organisme, d'un agent morbigène qui l'infecte à la manière d'un poison.

Cet agent morbigène, appelé *virus, contage* d'une maladie, était de nature inconnue autrefois ; mais on sait, aujourd'hui, depuis les découvertes de Pasteur, que cet agent est un être vivant, un microbe pathogène, nocif non-seulement par lui-même, mais nocif surtout par les produits qu'il secrète, produits qui sont de véritables poisons et qu'on appelle *toxines.*

Ces toxines, appelées aussi *poisons microbiens,* qui entrent pour une grande part dans la composition des virus, sont très nombreux, très bien définis, non seulement par leur origine et leur composition, mais aussi par leur mode d'action sur les animaux et sur l'homme. Ainsi, on connaît la toxine de la tuberculose (tuberculine de Koch), la toxine de la morve du cheval (malléïne de M. Nocard), la toxine du tétanos, la toxine de la diphtérie.

Les rapports entre les poisons microbiens et l'économie animale ont été surtout étudiés au point de vue de l'immunité. A ce sujet, il convient de rappeler les travaux de Tizzoni, Cattani, Vaillard, Behring et Kitasato sur le tétanos ; ceux de Koch, de Maffuci, de Pruden, de Straus, de Gamaleïa, de Grancher sur la tuberculose ; ceux de Gamaleïa, de Hernandez et Bruhl, de Behring, de Niessen et Zalssein sur le choléra et le vibrion avicide ; enfin ceux de Lœffler, de Frænkel, de Behring, de Roux et Yersin sur la diphtérie.

Nous ne croyons pas devoir insister sur ces beaux travaux que l'on trouvera très bien résumés et décrits dans le livre de M. Gamaleïa, portant le titre : *Les poisons bactériens*, et publié dans la bibliothèque médicale Charcot-Debove ; mais nous étudierons spécialement les recherches faites sur la diphtérie, qui viennent de fournir à la thérapeutique un moyen de combattre et de guérir cette terrible maladie ou du moins de sauver une grande partie des pauvres petits malades qui en sont atteints.

Classe I

SOMMAIRE. — Diphtérie (angine couënneuse, croup).—Incertitude sur la nature de cette maladie. — Travaux de Klebs (1883), de Lœffler (1884), qui ont démontré qu'elle est due au bacille de Klebs-Lœffler, nocif par lui-même, mais nocif surtout par les toxines qu'il secrète. — Travaux de Roux et Yersin, démontrant que cette toxine, fabriquée de toutes pièces par le microbe de la diphtérie, est la cause du mal. — Travaux de Carl Frænkel, Behring, Roux, sur l'antidote de la toxine diphtérique. — Travaux de Roux et Vaillard sur la vaccination des animaux. — Recherches de Behring et de Kitasato qui démontrent que le sérum des animaux vaccinés contre la diphtérie jouit de propriétés antitoxiques remarquables et que ce sérum, transfusé à un autre animal, peut non seulement l'immuniser contre la maladie, mais même le guérir.— Expériences de Richet et Héricourt, de Behring et Kitasato, de Roux.— Communication de Roux au Congrès de Budapest (Hongrie) du 2 au 8 septembre 1894. — Définition de la sérothérapie appliquée au traitement de la diphtérie.

La diphtérie est une maladie infectieuse dont tout le monde connaît la gravité ; elle est caractérisée par le développement de fausses membranes appelées vulgairement « couennes », peaux ou peaux blanches.

Lorsque ces fausses membranes sont limitées à l'arrière-bouche, la diphtérie s'appelle : *angine couenneuse*. Lorsque ces plaques ou peaux blanches envahissent le larynx et les voies respiratoires, *c'est le croup*.

Pendant longtemps, on a pensé que la diphtérie était une maladie locale et on essayait, pour la guérir, de tous les traitements locaux : irrigations au sublimé, à l'iode ; attouchements avec des solutions phéniquées, etc., etc. Quelquefois, le médicament semblait agir et l'on croyait à son efficacité ; mais, en réalité, il n'avait qu'une action très faible.

En 1883, Klebs et en 1884, Lœffler démontrèrent que la diphtérie était due à un microbe pullulant dans les fausses membranes ; ce microbe est appelé *bacille diphtérique* ou bacille de *Klebs-Lœffler*, du nom des deux savants qui l'ont découvert.

Ces microbes secrètent, en se développant, un principe toxique, une toxine, véritable poison chimique qui infecte l'économie tout entière et amène la mort du sujet.

MM. Roux et Yersin purent recueillir cette toxine en cultivant, dans des bouillons appropriés, les microbes diphtériques ; ils préparèrent de notables quantités de ces cultures et, après les avoir filtrées au filtre Chamberland, ils obtinrent des liquides toxiques qui, injectés à des animaux : cobayes, lapins, chiens, déterminèrent chez ces animaux une véritable diphtérie, c'est-à-dire déterminèrent chez eux la même série de symptômes que le bacille diphtérique vivant. La cause du mal, c'est donc bien ce poison, cette toxine fabriquée de toutes pièces par les microbes de la diphtérie.

Tout poison possède généralement un contre-poison ; on chercha dès lors quel pourrait être l'antidote de la toxine diphtérique.

MM. Carl Frænkel, Behring, Roux et Yersin reconnurent que l'on pourrait facilement vacciner, et par conséquent immuniser contre la diphtérie, rendre réfractaires à la diphtérie, des animaux, en leur injectant quotidiennement de petites doses de culture du bacille de Klebs-Lœffler. L'organisme s'habitue peu à peu au poison.

MM. Roux et Vaillard vaccinèrent assez rapidement ensuite les animaux, en leur injectant la toxine mêlée à son volume d'iode ; l'accoutumance au poison se faisait alors en quelques semaines, et les animaux, ainsi vaccinés, devenaient absolument réfractaires au poison diphtérique ; impossible de leur donner la diphtérie.

Mais, il est clair que s'il fallait des semaines pour produire un état antitoxique du sang, on n'arriverait jamais à temps chez un sujet atteint de diphtérie, et la méthode ne serait pas curative, à cause de sa lenteur.

Au moment où on pouvait se laisser aller à cette conclusion décourageante, MM. Behring et Kitasato annonçaient que si l'on a immunisé un animal contre la diphtérie, son sérum, transfusé à un autre animal, en quantité suffisante, peut non-seulement l'immuniser mais le guérir. Le sérum des animaux ainsi vaccinés jouit donc de propriétés antitoxiques remarquables ; mélangé, comme l'a démontré M. Roux, au poison diphtérique (à la toxine cultivée) soit dans un vase, soit même dans les tissus d'un animal, il empêche la toxine d'agir ; il l'annihile complètement.

De nombreuses expériences furent poursuivies sur les animaux par MM. Richet et Héricourt et d'autres

expérimentateurs, et de ces observations il résulte que
le sérum fournit un contre-poison qui agit rapidement
sur le sujet intoxiqué par le bacille diphtérique; il
suffit d'injecter, à deux ou trois reprises, des doses
convenables de sérum antitoxique, pour arrêter le mal.
A Berlin, MM. Behring et Kitasato expérimentèrent,
avec le même succès, le sérum d'animaux préalablement immunisés par la vaccination. Ils passèrent
ensuite de l'animal à l'homme et purent abaisser la
mortalité des enfants traités pour le croup dans les proportions de 60 à 28, soit sauver la moitié des petits
malades qui succombaient avec le traitement ordinaire.
La Sérothérapie était donc une bonne méthode de traitement de la diphtérie.

Mais, ces premiers essais de Behring, qui est le fon-
dateur de la méthode, ne parurent pas concluants. A
Berlin même, l'opinion médicale resta flottante. On se
demandait si on devait considérer comme remède un
médicament qui ne sauve les malades que dans la proportion de 50 %.

Dans une communication, faite au huitième congrès
international d'hygiène et de démographie, tenu à Budapest (Hongrie), du 2 au 8 septembre 1894, M. le
docteur Roux a entraîné les opinions un peu hésitantes
des physiologistes et des médecins en expliquant pour-
quoi jusqu'ici le traitement échouait encore trop souvent.

Il a montré que, d'après les essais qu'il avait faits à
Paris, à l'Hôpital des enfants malades, avec MM. Martin
et Chaillou, du 1er février au 24 juillet, sur 448 enfants
malades, le traitement avait procuré un bénéfice de

27,38 pour 100, c'est-à-dire qu'il produisait des résultats analogues à ceux obtenus par Behring.

M. Roux a étudié de très près chaque cas et il a pu démontrer que dans les diphtéries pures et les croups purs, c'est-à-dire sans complication d'autres maladies, le sérum avait été tout-puissant ; la mortalité réelle s'était abaissée à 1,66 °/₀ ; donc la méthode est absolument efficace.

Dans les autres cas, la maladie était complexe : au microbe diphtérique étaient associés d'autres microbes, et le poison qu'ils secrètent n'est plus annihilé par le contre-poison du sérum diphtérique. En effet, beaucoup d'enfants ayant contracté le croup, ont, en même temps, de la rougeole, de la scarlatine, de la tuberculose, de la pneumonie ; ces enfants ne sont pas morts de la diphtérie, mais de ces maladies concomitantes. On peut donc avancer que le traitement serait efficace dans une proportion considérable, si les autres maladies n'agissaient pas pour leur propre compte.

Pour le moment, la méthode peut rendre d'immenses services et l'on comprend très bien l'enthousiasme avec lequel a été accueillie, dans le public et dans le monde savant, la belle découverte de M. Behring et de M. Roux.

En résumé, on le voit, la Sérothérapie, appliquée au traitement de la diphtérie, est une méthode qui permet, par l'injection d'un sérum rendu antitoxique par l'immunisation préalable d'animaux, de distribuer dans l'organisme un contre-poison actif qui annihile le poison diphtérique.

Les animaux fournisseurs du sérum antitoxique sont immunisés contre la diphtérie, c'est-à-dire accoutumés à

la toxine diphtérique ; il est donc indispensable de dire
quelques mots de la préparation de cette toxine.

SECTION I

Préparation
de la toxine diphtérique et du sérum antidiphtérique.

SOMMAIRE. — Préparation de la toxine diphtérique. — Méthode
employée pour immuniser les animaux devant fournir le sérum
antidiphtérique : atténuation de la toxine à l'aide de la liqueur
de Gram ; injection de cette toxine atténuée aux chevaux qui
doivent être immunisés ; dose et temps nécessaires à l'immunisation. — Récolte et conservation du sérum antidiphtérique. —
Quantité de sérum que peut fournir un cheval.

Pour préparer la toxine, on ensemence, avec le bacille
de la diphtérie, du bouillon peptonisé contenu dans des
vases plats mis en rapport avec l'air humide. Au bout
de trois semaines ou un mois, la culture est assez riche
en toxine pour être employée. A ce moment, on filtre
les cultures achevées, c'est-à-dire le bouillon chargé de
toxines, à travers un filtre Chamberland, de manière à
éliminer complètement les bactéries, et on obtient ainsi
la toxine liquide pure et limpide. On la conserve dans
des vases bien remplis, bouchés et tenus à l'abri de la
lumière, à la température ordinaire.

La toxine une fois obtenue, il s'agit d'immuniser les
animaux qui doivent fournir le sérum, *mais il faut
commencer* par *atténuer la toxine dans son activité*, de

façon à ce qu'elle n'entraîne pas d'accidents graves chez l'animal. Pour cela, on l'additionne de 1/3 de son volume de liqueur de Gram, ainsi composée :

Iode.....	1 gr.
Iodure de potassium..	2 gr.
Eau distillée.....................	300 gr.

On injecte à des chevaux, qui sont très peu sensibles ou tout à fait insensibles à la diphtérie, de faibles doses de toxine iodée, en augmentant progressivement la dose de jour en jour. Il faut, pour préparer un cheval à donner un sérum utile, au point de vue thérapeutique, trois mois d'injections successives, soit tous les jours, soit à de courtes distances ; on arrive à administrer à ce cheval jusqu'à 250^{c3} de toxine en une seule fois.

Au bout de trois mois environ, on pratique dans la jugulaire du cheval une saignée, on recueille le sang, on le laisse séjourner dans un endroit frais ; le sérum se sépare d'avec le caillot ou partie solide du sang. On recueille ce sérum et on le conserve dans des flacons stérilisés bien remplis, dans lesquels on place un petit morceau de camphre. Chaque cheval immunisé peut être saigné environ une fois par mois ; il peut fournir 4 litres de sang, duquel on extrait environ 2 litres de sérum antitoxique.

Comme on le voit, la toxine, ainsi introduite dans le cheval, est élaborée par les cellules du cheval. C'est le cheval lui-même qui transforme, dans l'intérieur de ses cellules, le poison en agent thérapeutique, la toxine diphtérique en antitoxine diphtérique, le poison de la diphtérie en un remède qui va être employé contre la diphtérie. C'est là, comme le disait très éloquemment

M. le professeur Cornil au Sénat, un fait des plus
curieux, des plus intéressants, pour ne pas dire des
plus admirables.

SECTION II

Diagnostic bactériologique de la diphtérie.

SOMMAIRE. — Comment se fait cet examen en Amérique ; sérum
de culture tenu dans les officines. — Nouveau laboratoire municipal de Paris pour la diphtérie. — Importance de ce diagnostic
et technique à employer pour le pratiquer ; opérations qu'il comprend. — Récolte et conservation des fausses membranes ou secrétions supposées diphtériques. — Cas qui peuvent se présenter :
1º le pharmacien ne veut pas faire personnellement le diagnostic
bactériologique. (Précautions qu'il doit prendre pour l'expédition
et le transport de ces fausses membranes aux laboratoires de bactériologie ; circulaire de l'administration des postes à ce sujet) ;
2º le pharmacien veut pratiquer lui-même le diagnostic bactériologique ; il doit, dans ce cas, faire les deux opérations suivantes :

1re OPÉRATION. — **Examen micrographique des fausses
membranes supposées diphtériques.** — Etude des précautions
à prendre pour obtenir la préparation micrographique, pour la
colorer et l'examiner. — Aspect des préparations obtenues.

2e OPÉRATION. — **Culture sur sérum des fausses membranes ou des sécrétions supposées diphtériques et examen
micrographique des cultures obtenues.** — Cette deuxième
opération comprend quatre temps :

1er TEMPS. — *Préparation des tubes de sérum destinés à la
culture des bactéries.* — On emploie comme milieu de culture le
sérum de sang de bœuf ou de cheval gélatinisé. — Méthodes
employées pour la préparation du sérum : 1º Méthode Nocard-Roux
(parfaite, mais peu pratique ; donne de suite un sérum stérile) ;

2º Méthode Koch (moins parfaite, plus pratique ; ne donne pas de suite un sérum stérile et le sérum obtenu doit être stérilisé par la méthode de Tyndall ou du chauffage discontinu) ; 3º Méthode Miquel (stérilisation du sérum par filtration à la bougie de porcelaine ; donne de suite un sérum stérile). — Précautions à prendre pour obtenir du sang stérile à l'aide de ces trois méthodes. — Gélatinisation du sérum aseptique préparé par l'une quelconque des trois méthodes ci-dessus indiquées.

2e TEMPS. — *Ensemencement des tubes de sérum destinés à la culture des bactéries.* — Précautions à prendre pour faire cet ensemencement.

3e TEMPS. — *Examen à l'œil nu des cultures obtenues.*

4e TEMPS. — *Examen micrographique des cultures obtenues.* — Aspect des préparations dans les deux cas.

Rapport que le pharmacien doit présenter sur l'examen bactériologique qu'il a pratiqué.

Avant d'employer le sérum thérapeutique pour le traitement de la diphtérie, il importe tout d'abord d'en faire le diagnostic, afin de reconnaître le bacille de la diphtérie (bacille de Klebs-Lœffler) et de s'assurer s'il existe ou non des microbes que l'on trouve le plus souvent associés à ce bacille, c'est-à-dire : le streptocoque, le staphylocoque, le petit coccus Brisou. Ce diagnostic comprend plusieurs opérations sur lesquelles nous reviendrons plus loin.

A New-York et dans beaucoup d'autres villes des États-Unis, les pharmaciens tiennent dans leurs officines du sérum de culture, c'est-à-dire du sérum destiné à cultiver les microorganismes des fausses membranes ou sécrétions supposées diphtériques. Lorsqu'un médecin croit avoir affaire à de la diphtérie, il envoie chercher chez un pharmacien deux tubes à culture et un fil de platine nécessaire pour l'ensemencement. Les deux tubes une fois ensemencés, il les renvoie de suite au pharmacien qui doit immédiatement les expédier au laboratoire central d'hygiène, lequel, 24 heures après réception, adresse le diagnostic bactériologique.

Il y a quelques semaines, dit le *Journal de pharmacie et de chimie* du 1er octobre 1895, le Conseil municipal de Paris, à la requête de la Société de médecine de Paris et à la suite d'un excellent rapport de M. E. Dubois, a voté une somme de 10,000 francs, destinée à la création et à l'entretien d'un laboratoire gratuit pour les examens de produits diphtériques. La direction en a été confiée à M. Miquel, dont on connaît la compétence en bactériologie. Après avoir étudié le fonctionnement des laboratoires installés dans le même but, depuis plus de deux ans, en Amérique, M. Miquel a établi le centre d'examens dans une des annexes de l'Hôtel-de-ville, 2, rue Lobau, où, depuis le 1er juillet, les médecins peuvent envoyer les produits diphtériques dont ils désirent constater la virulence. En effet, ce nouveau service est non seulement destiné à rechercher la présence ou l'absence de bacilles de Lœffler, renseignement reconnu de plus en plus indispensable avant de pousser aux injections du sérum Roux, mais encore, chez les malades cliniquement guéris, le nouveau laboratoire se charge de faire les inoculations nécessaires pour affirmer la guérison bactériologique. Les travaux relativement récents parus tant en France qu'à l'étranger démontrent qu'assez souvent les diphtériques conservent la virulence de leurs sécrétions nasales ou rétro-gutturales pendant quinze jours ou trois semaines ; quelquefois les bacilles de Lœffler persistent, mais leur virulence a disparu. On conçoit toute l'importance d'examens bactériologiques sérieusement pratiqués, au point de vue de la prophylaxie de cette terrible maladie, dont la mortalité a diminué il est vrai dans de considérables proportions, grâce à la nouvelle thérapeutique, mais dont la contagiosité reste la même.

Il est vraisemblable de croire que si tout diphtérique était soumis, une fois cliniquement guéri, à des examens bactériologiques consciencieux, le nombre des individus atteint décroîtrait rapidement. Nous espérons que dorénavant, dans les écoles municipales comme dans toutes les institutions officielles, on exigera de tout diphtérique avant sa rentrée, un certificat d'*intégrité* signé par le laboratoire municipal.

Voici comment fonctionne ce nouveau service : lorsqu'un médecin suppose la diphtérie chez un de ses malades, il lui suffit de le constater sur une feuille de papier quelconque en indiquant le nom et l'adresse de son client. Muni de cette attestation, un membre de la famille ou quelque autre personne se rend à la caserne Lobau (laboratoire bactériologique), où est remise une boîte en métal, préalablement stérilisée, contenant une grande spatule, deux tubes de sérum stérilisé, un tube stérilisé et bouché pour y mettre si possible de fausses membranes, enfin deux autres tubes contenant chacun un tampon de ouate monté sur un stylet en métal, avec lesquels on frotte soit la muqueuse nasale, soit l'arrière-gorge ; d'ailleurs la boîte contient une instruction imprimée très détaillée et, en plus, une fiche qui porte un numéro d'ordre ; le médecin y doit inscrire son nom et

son domicile, ainsi que ceux de son client; de plus, il
doit répondre aux trois questions suivantes :

1° Les tubes de sérum ont-ils été ensemencés?

2° Le tampon pour l'exploration du pharynx a-t-il
été utilisé?

3° Le tampon pour l'exploration des fosses nasales
a-t-il été utilisé?

L'âge du malade doit être aussi mentionné; s'il
s'agit d'un examen de convalescence, il est indispensable d'en faire mention. Dans ce dernier cas, la prise
de mucosités sur le malade et l'ensemencement des
tubes doivent être exécutés avec le plus grand soin,
sinon les résultats fournis menaceraient d'être con-
traires à la réalité.

Lorsque le médecin a fait usage du contenu de la
boîte, on la retourne à la caserne Lobau ; vingt-quatre heures après maximum, dix-huit heures après le
plus souvent, le résultat des examens est renvoyé au
médecin gratuitement par la poste, moyennant le dépôt
d'une somme de cinquante centimes par voie télégra-
phique. En cas d'urgence, on peut être renseigné par
le téléphone.

Lorsqu'il s'agit d'un examen de convalescence et que
des inoculations sont nécessaires, un délai de trois à
quatre jours est demandé par le laboratoire.

Il nous semble que les pharmaciens français, si
bien préparés aujourd'hui par leurs études, sont tout
indiqués pour procéder à l'examen des fausses membranes diphtériques et remplacer ou suppléer avec avan-

tage les divers bureaux d'hygiène qui existent ou non dans les villes. Afin de leur permettre de remplir avec succès cette mission, nous croyons devoir résumer brièvement la technique employée pour procéder à cet examen (1).

Pour rédiger cette partie pratique, j'ai consulté la note publiée sur ce sujet dans le *Journal de pharmacie et de chimie* par M. Chassavant et mis à profit les renseignements qui m'ont été fournis par mon agrégé, M. Gérard, chef du laboratoire des cliniques de la faculté de médecine et de pharmacie de Toulouse. Je tiens à le remercier publiquement pour le savant et intelligent concours qu'il a bien voulu me prêter dans cette circonstance.

Nous avons dit plus haut qu'avant d'employer le sérum antitoxique, il importait tout d'abord de faire le diagnostic bactériologique de la diphtérie, afin de

(1) Nous avons été heureux de constater que dès le mois de Mars 1895, époque à laquelle ces leçons ont été professées à la Faculté de médecine et de pharmacie de Toulouse, nous étions déjà en communion d'idées sur ce point avec quelques-uns de nos savants collègues. En effet, dans la séance de l'Académie de médecine du 2 juillet 1895, M. le Dr Cadet de Gassicourt et M. le professeur Dieulafoy ont demandé la création d'un cours de bactériologie dans les Facultés ou Écoles à l'usage des étudiants en pharmacie. Nous espérons que ce vœu, appuyé par M. le professeur Planchon, directeur de l'École supérieure de pharmacie de Paris, sera favorablement accueilli par le Conseil supérieur de l'Instruction publique. En attendant l'institution officielle de cet enseignement, la Faculté de Toulouse a organisé pour l'année scolaire 1895-1896, des conférences de bactériologie qui seront faites aux étudiants en médecine et en pharmacie par notre distingué collègue M. le professeur agrégé Charles Morel.

E. D.

s'assurer si la fausse membrane ou la secrétion supposée diphtérique renferme ou ne renferme pas le bacille
de Klebs-Lœffler (bacille de la diphtérie) et si elle ne
contient pas, en même temps, certains microbes que
l'on trouve associés au bacille de la diphtérie, c'est-à-
dire le streptocoque, le staphylocoque et le petit coccus Brisou.

Cet examen ou diagnostic bactériologique comprend
deux opérations principales :

1° *Examen micrographique des fausses membranes
ou des secrétions supposées diphtériques.*

2° *Culture sur sérum des fausses membranes ou
des secrétions supposées diphtériques et examen micrographique des cultures obtenues.*

Qu'il s'agisse de procéder à la première ou à la seconde
de ces opérations, il importe tout d'abord de posséder les
fausses membranes ou les secrétions supposées diphtériques. Rappelons, à ce sujet, que dans les angines
diphtériques, les fausses membranes envahissent surtout les amygdales. Dans les laryngites diphtériques,
au contraire, ces néoformations tapissent les différentes
parties du larynx et, pour l'examen bactériologique, ce
sera surtout des secrétions qu'on ira chercher jusque
dans l'arrière-gorge.

La fausse membrane, une fois détachée, doit être
immédiatement enveloppée par le médecin dans du
taffetas gommé où elle se conserve très bien. Il ne faut
jamais, dans aucun cas, la plonger dans un liquide
conservateur quelconque (eau distillée, alcool, glycérine, essence, etc.); ces corps pouvant empêcher ou

tout au moins gêner le développement des cultures des bacilles diphtériques, cultures indispensables, comme nous le verrons, pour la sûreté du diagnostic bactériologique.

Les fausses membranes détachées et renfermées dans du taffetas gommé, il s'agit de procéder à leur examen bactériologique. Ici, deux cas peuvent se présenter : si le pharmacien ne veut pas faire personnellement cet examen, il doit expédier les fausses membranes où cet examen doit se faire, en prenant, pour l'expédition et le transport, les précautions nécessaires pour éviter les dangers de diffusion et de contagion. Il suffit, à cet égard, d'enrouler sur lui-même le taffetas contenant les fausses membranes et de le placer ensuite dans un tube à essai bouché avec de la ouate.

Dans une circulaire récente, l'administration des postes a réglementé ce genre d'expédition de la manière suivante :

1º Le flacon contenant les membranes devra être en verre épais, fortement bouché et cacheté à la cire ;

2º Il sera inséré dans une boîte en métal solide après avoir été entouré d'une couche de ouate suffisamment épaisse ;

3º Cette boîte métallique sera elle-même placée dans une seconde boîte en bois parfaitement close ;

4º Chaque envoi devra porter, d'une manière très apparente, du côté de l'adresse, les mots : « *fausses membranes diphtériques* » ;

5º Les envois de cette nature ne pourront être adressés qu'à l'Institut Pasteur ou à des laboratoires notoirement connus.

Si le pharmacien en possession des fausses membranes, veut procéder lui-même à leur examen bactériologique, il devra faire successivement les deux opéra-

tions principales que nous avons déjà indiquées, c'est-
à-dire :

1° Examen micrographique des fausses membranes
supposées diphtériques ; 2° Culture sur sérum des
fausses membranes ou des secrétions supposées diphtériques, et examen micrographique des cultures obtenues.

1re Opération. — **Examen micrographique des fausses
membranes supposées diphtériques.**

On procèdera de la manière suivante : ouvrir le
taffetas gommé qui renferme la fausse membrane ;
prendre, avec une pince flambée, un fragment de
cette fausse membrane et le frotter sur une lamelle
de verre bien propre et que l'on a préalablement stérilisée par le flambage, en la passant à la flamme d'un
bec de gaz ou d'une lampe à alcool. On obtient ainsi un
« frottis » peu épais que l'on laisse bien sécher, ce qui ne
demande que quelques minutes. Ce desséchement obtenu,
on fixe ce frottis sur la lamelle de verre ; pour cela, il
suffit de passer rapidement cette lamelle sur la flamme
d'une lampe à alcool.

La préparation ainsi obtenue *doit être colorée*, de
manière à colorer les microbes qu'elle peut renfermer.
Cette coloration peut être faite avec différents colo-
rants, mais on emploie plus particulièrement, et de préférence, le bleu Roux-Yersin ; il se recommande en
effet, par l'élection spéciale qu'il présente envers le bacille de Klebs-Lœffler, qu'il colore avec une plus grande
intensité que les autres éléments.

Le bleu Roux-Yersin s'obtient en mélangeant ensemble :

<table>
<tr><td>1/3 de la solution A ainsi composée :</td><td>{</td><td>Violet dalhia.. . .   1 gr.
Alcool à 90°. . . .   10 gr.
Eau distillée. . . .   90 gr.</td></tr>
<tr><td>2/3 de la solution B ainsi composée :</td><td>{</td><td>Vert de méthyle. .   1 gr.
Alcool à 90°. . . .   10 gr.
Eau distillée. . . .   90 gr.</td></tr>
</table>

Pour colorer la préparation, on opère de la manière suivante : verser sur la préparation, préalablement fixée comme il a été dit, trois à quatre gouttes de colorant, laisser en contact pendant une minute environ, temps largement suffisant pour fixer la couleur ; enlever l'excès de matière colorante en lavant modérément à l'eau ; monter enfin la lamelle sur une lame porte-objet, soit à l'eau, soit au baume de Canada, si l'on désire conserver la préparation.

Pour examiner la préparation, on doit se servir de préférence d'un objectif à immersion ; on peut cependant se contenter d'un objectif à très fort grossissement, mais dans ce cas, les microbes apparaissent très petits et leur examen en devient très délicat.

Aspect de la préparation. — Dans beaucoup de cas, les bacilles diphtériques sont tellement nombreux que le diagnostic s'impose ; dans d'autre cas, au contraire, ils sont peu nombreux, mais ils se groupent d'une façon tellement caractéristique que lorsqu'on a pratiqué un certain nombre de fois cette sorte d'examen, il est vraiment difficile de s'y tromper.

Le bacille de Klebs-Lœffler se présente sous la forme de bâtonnets deux fois plus longs que larges, légèrement renflés à leurs extrémités et disposés par groupes de trois ou quatre. Ils sont ordinairement rangés parallélement les uns à côté des autres ; quelquefois, au contraire, ils sont placés bout à bout, mais alors les corps des deux bacilles ne se trouvent jamais dans le prolongement l'un de l'autre ; en d'autres termes, ils figurent des accents circonflexes plus ou moins ouverts. Si on regarde l'aspect formé par ces divers groupements, on voit une figure générale qui rappellerait celle fournie par des épingles qu'on aurait laissé tomber par petits tas sur une table. (Fig. 1).

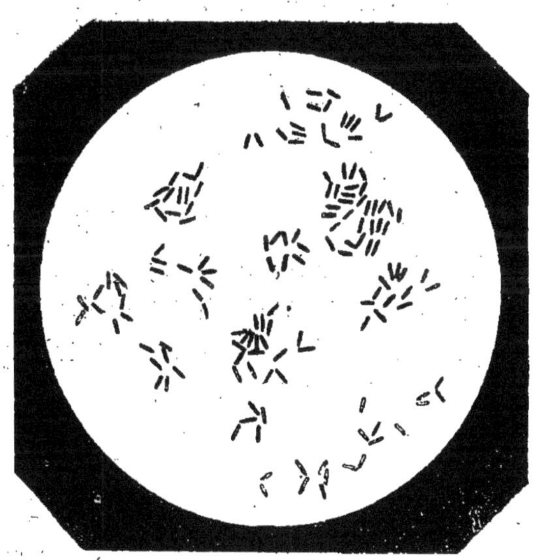

FIG. 1. — Bacilles de Klebs, culture pure.

Le coccus Brisou (du nom de l'enfant chez lequel MM. Roux, Yersin et L. Martin l'ont découvert) se présente sous forme de petits points isolés ou groupés deux par deux. (Fig. 2).

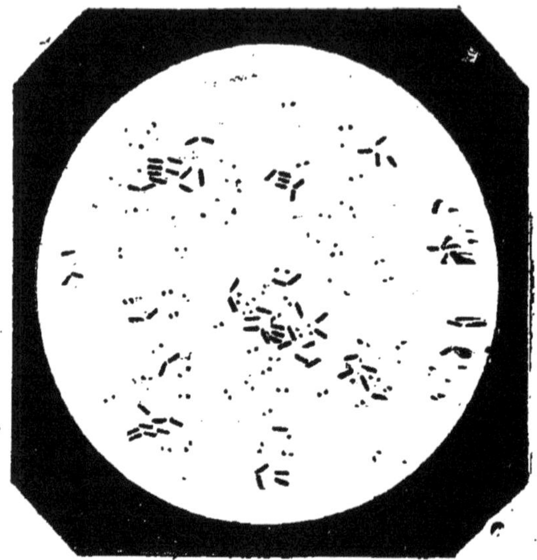

FIG 2. — Bacilles de Klebs-Lœffler et Coccus de Brisou.

Le streptocoque apparaît sous forme de points réunis deux par deux ou en courtes chaînettes de 4 à 6 éléments.

Les staphylocoques sont ronds et présentent des groupements en grappes. (Fig. 3).

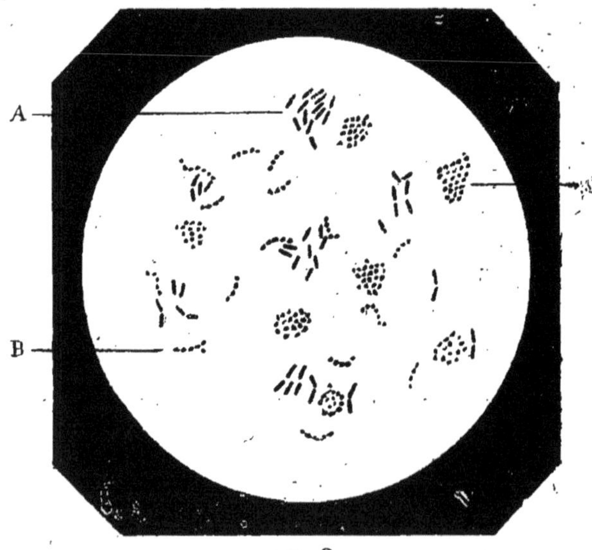

FIG. 3.
A Bacilles de Klebs-Lœffler — B Streptocoques — C Staphylocoques.

Comme on le voit, il n'est pas possible, même pour les yeux les moins exercés, de confondre le bacille diphtérique de Klebs-Lœffler, *qui est long*, avec les microbes qui lui sont souvent associés : coccus de Brisou, staphylocoque et streptocope, puisque ces microbes *sont ronds*.

L'examen micrographique des fausses membranes n'est pas toujours suffisant pour un diagnostic certain ; il doit être complété par la culture des bacilles contenus dans les fausses membranes et par l'examen micrographique des cultures obtenues. Observons, en outre, que les cultures s'imposent dans le cas où on n'a pas de fausses membranes à sa disposition, et que l'on peut simplement examiner les secrétions supposées diphtériques. Disons tout de suite que, lorsqu'on n'a pas de fausse membrane à sa disposition et que l'on croit à la diphtérie, on doit, avec un fil-spatule stérilisé préalablement à la lampe, puis refroidi à l'air, toucher la muqueuse du pilier postérieur, le plus près possible du larynx, et se servir de cette secrétion pour faire les cultures dont nous parlerons plus loin.

2e Opération. — Culture sur sérum des fausses membranes ou des secrétions supposées diphtériques et examen micrographique des cultures obtenues.

Cette opération comprend quatre temps :

1º Préparation des tubes de sérum destiné à la culture des bactéries.

2º Ensemencement des tubes de sérum.

3º Examen à l'œil nu des colonies obtenues.

4º Examen micrographique des colonies obtenues.

1ᵉʳ TEMPS. — *Préparation des tubes de sérum destinés à la culture des bactéries.*

Pour cultiver les bacilles contenus dans les fausses membranes ou sécrétions supposées diphtériques, on emploie, comme milieu de culture, le sérum de sang de bœuf ou de cheval gélatinisé, préparé dans les conditions que nous allons indiquer.

Ce sérum peut se préparer par deux méthodes générales :

1º **Méthode Nocard-Roux**

Cette méthode est de beaucoup la plus rigoureuse, mais elle n'est pas à la portée de tous. Il faut s'entendre, en effet, avec un boucher ou un vétérinaire et avoir l'animal à saigner à sa disposition, de façon à recueillir le sang aseptiquement au sortir du vaisseau, dans un flacon stérilisé. On distribue le sérum obtenu dans des tubes en se mettant à l'abri de toute contamination ; par conséquent, il n'est pas nécessaire de stériliser ultérieurement ce sérum, car cette méthode donne du premier coup du sérum stérile.

2º **Méthode Koch**

Cette méthode, plus pratique dans son application, consiste à prendre du sang venant d'un abattoir, à recueillir le sérum et à stériliser ensuite ce sérum par la méthode de Tyndall ou du chauffage discontinu.

Examinons les détails de ces opérations :

1º *Méthode Nocard-Roux.* — On prend un flacon à large ouverture, dont la dimension doit être en rapport

avec la proportion de sérum que l'on veut préparer. On
obture ce flacon avec un fort papier à filtrer et on le recouvre d'un cône en papier que l'on fixe au goulot. On
stérilise le tout à l'étuve chauffée à 110°.

D'un autre côté, on dispose une canule métallique
destinée à être introduite dans le vaisseau de l'animal.
Cette canule se termine d'un côté par un bec-mousse
taillé en biseau et, de l'autre, par un renflement supérieur à celui de son corps auquel on adapte un caoutchouc de 0^{m}40 de long environ (fig. 4). On stérilise cette

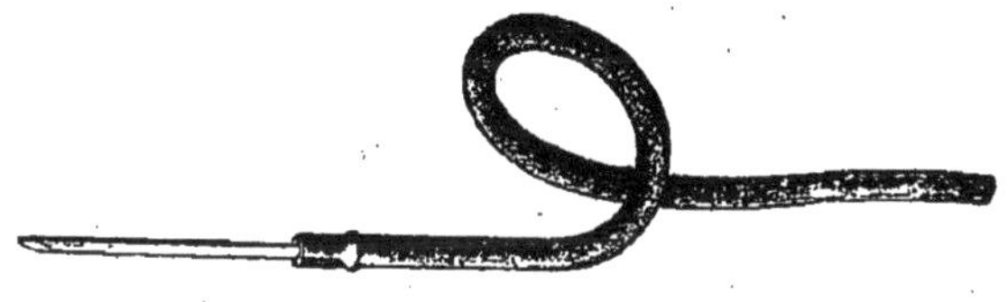

FIG. 4.

canule à l'étuve ou à l'autoclave chauffés à 100° ou
115° au maximum, mais avant d'opérer cette stérilisation, il faut introduire cette canule dans l'extrémité
libre du tube de caoutchouc comme dans un manchon
(fig. 5).

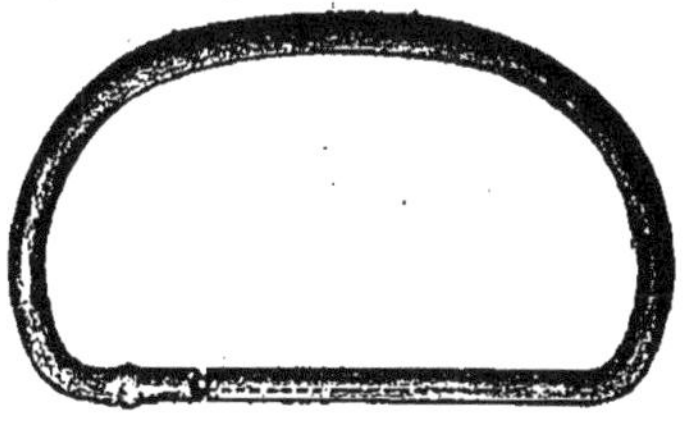

FIG. 5.

Le vase à sérum et la canule étant prêts, on fait disposer pour l'opération l'animal sur lequel on veut
prendre le sang.

Avant de procéder à l'opération, l'opérateur place à sa portée, sur une table, une lampe à alcool, une ou deux baguettes de verre, un bistouri très propre, une paire de ciseaux, des pinces anatomiques, des fils à ligatures, ainsi que les récipients et la canule stérilisés.

Le sang peut être pris soit dans la carotide, soit dans la jugulaire ; il vaut mieux, surtout si l'animal doit être sacrifié, s'adresser à la carotide, car la pression artérielle favorise l'arrivée du sang dans le récipient.

L'opération sur la carotide se pratique de la manière suivante : on met à nu le vaisseau et on le fait saillir avec une pince passée en dessous ; on en cautérise la surface avec l'extrémité d'une baguette de verre fortement chauffée sur la lampe à alcool et on incise avec le bistouri rapidement flambé. Aussitôt que le sang jaillit, on sort la canule du tube de caoutchouc, on la flambe et on l'introduit dans le vaisseau. On prend ensuite le vase à sérum, on retire le chapeau qui le recouvre, on crève la feuille de papier qui l'obture et on recueille dans ce vase le sang qui s'échappe par le tube de caoutchouc.

Quand ce premier vase est rempli, on comprime le caoutchouc pour arrêter l'écoulement du sang, et on retire ce vase que l'on coiffe de son cône en papier. On peut remplir de la même manière un ou plusieurs vases préparés à l'avance, puis on retire la canule et on ligature ensuite l'artère.

On transporte les récipients, ainsi remplis de sang, dans un endroit frais, et, au bout de 24 à 48 heures, le caillot est rétracté. Quand la séparation est complète, on recueille le sérum.

Pour cela, à l'aide d'une pipette de Chamberland stérilisée, dont on brise l'extrémité effilée préalablement
flambée, on aspire le sérum, en ayant soin de ne pas
toucher au caillot, afin d'avoir un sérum peu coloré.

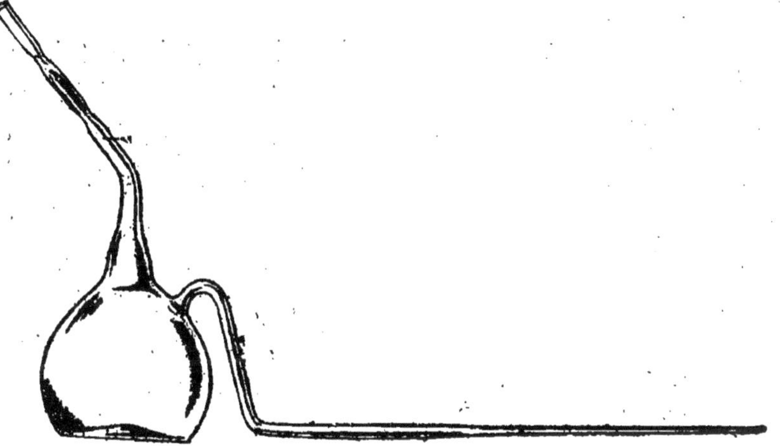

FIG. 6. — Pipette Chamberland.

La pipette, une fois remplie, est fermée à la lampe,
puis abandonnée pendant 24 heures au repos, pour que
les globules sanguins entraînés puissent se déposer.

Cette série de manipulations donne un sérum transparent, peu coloré, que l'on peut conserver dans les pipettes aussi longtemps qu'on le désire ou qu'on distribue
immédiatement dans des tubes à essai.

Pour faire cette dernière opération, on prépare des
tubes à essai bouchés d'un tampon de ouate et stérilisés
à 115°. On brise l'effilure latérale de la pipette avec
un couteau de verre flambé, et on répartit le sérum dans
les tubes en ayant soin de ne les remplir qu'au quart de
leur hauteur.

Il s'agit maintenant de vérifier la pureté de ces tubes

de sérum au point de vue bactériologique ; pour cela,
on les met pendant 48 heures dans une étuve chauffée
à 37°, et on examine ceux qui se sont troublés. On doit
rejeter tous. les tubes qui se seront troublés, ce qui
indique qu'ils ne sont pas stériles.

Ces tubes, ainsi préparés, doivent être soumis ensuite *à
la gélatinisation*, opération que nous décrirons plus loin.

2° *Méthode Koch*. — Dans cette méthode, il n'est
pas nécessaire de recueillir le sang provenant de la saignée, en prenant toutes les précautions d'asepsie employées dans la méthode Nocard-Roux. On opère de la
manière suivante : prendre deux cristallisoirs en verre,
d'un litre environ de capacité, dont l'un, d'un diamètre
supérieur, sert de couvercle à l'autre. (Fig. 7).

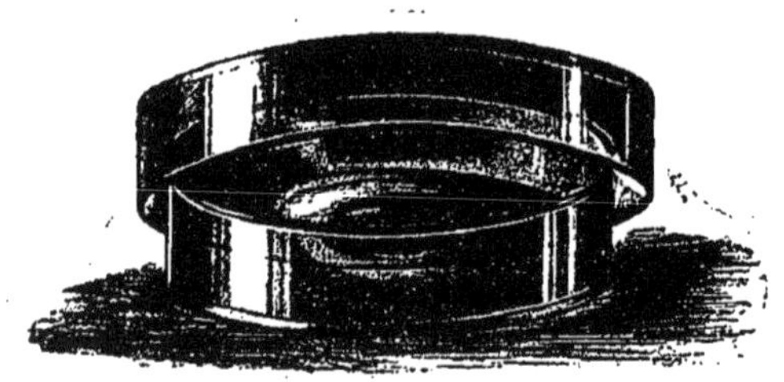

FIG. 7.

Ces deux vases sont stérilisés à l'autoclave ou à l'é-
tuve à 120°, et enveloppés ensuite d'une feuille de papier
qu'on déchirera au moment de recueillir le sang.

Arrivé à l'abattoir, on reçoit, dans le plus petit cris--
tallisoir, le sang qui jaillit lorsque le boucher saigne l'a-
nimal, en ne le découvrant que juste au moment de recueillir le sang. On remplit ce cristallisoir aux deux tiers,
'on le recouvre avec le grand cristallisoir et on porte le

tout dans un endroit frais pendant 48 heures. Au bout de ce temps, le caillot se rétracte et le sérum est mis en liberté. Ce sérum est recueilli à l'aide d'une pipette Chamberland et distribué dans des tubes à essai stérilisés en prenant les précautions indiquées et suivies dans la méthode Nocard-Roux.

Cette méthode, employée dans la plupart des abattoirs parisiens, donne un sérum qui n'est pas stérile ; aussi doit-on le stériliser, lorsqu'on l'a receuilli dans les pipettes Chamberland, par la méthode de *Tyndall ou du chauffage discontinu* qui se pratique de la manière suivante :

On dispose les pipettes Chamberland, dans lesquelles se trouve le sérum recueilli, dans une étuve au bain-marie chauffée à 58° et réglée exactement à cette température et on chauffe pendant une heure. On répète cette opération une heure chaque jour, pendant dix jours, et on obtient ainsi un sérum stérile qu'on distribue ensuite dans les tubes à essai. Pour cela, on brise l'effilure de la pipette avec un couteau de verre flambé et on répartit ensuite le sérum dans les tubes, en ayant soin de ne les remplir qu'au quart de leur hauteur.

Pour vérifier la pureté de ces tubes de sérum au point de vue bactériologique, on agit comme dans la méthode Nocard-Roux : mettre les tubes pendant 48 heures dans une étuve chauffée à 37°, et rejeter tous les tubes qui se troublent, car ils ne sont pas stériles (1).

---

(1) Dans une note récente publiée dans le *Journal de pharmacie et de chimie* (15e année, 6e série, tome II, n° 5, 1er septembre 1895, page 240), M. le Dr Miquel préconise les filtres en biscuit ou bougies en porcelaine pour obtenir la stérilisation du sérum du sang.

Ces tubes, ainsi préparés, doivent être ensuite soumis à la gélatinisation, opération que nous avons indiquée à propos de la méthode Nocard-Roux et que nous allons décrire.

Gélatinisation. — Le sérum stérile réparti en tubes et obtenu par la méthode de Nocard-Roux, ou par la méthode Koch, doit, comme nous l'avons dit, être soumis à la gélatinisation.

Cette opération consiste à faire coaguler le sérum en chauffant les tubes qui le contiennent à une température de 65° environ, les tubes étant presque couchés, de façon à ce que le sérum solidifié s'étale dans les tubes en couche oblique.

Dans les laboratoires de bactériologie, cette gélatinisation s'effectue dans des étuves spéciales; mais l'étuve ordinaire de Gay-Lussac peut remplir le même but. On peut même, à défaut d'étuve, placer les tubes à demi couchés sur une claie disposée sur une bassine conte-

Appelé à préparer de grandes quantités de sérum de sang de cheval stérilisé pour le diagnostic bactériologique de la diphtérie, M. Miquel a reconnu qu'il était facile d'obtenir un sérum stérile, en quantité quelconque, par la filtration au moyen de ces bougies, mais il faut pour cela observer les conditions suivantes : 1° ne soumettre à la filtration que les sérums exempts, autant que possible, de globules sanguins, en un mot, tels qu'on les obtient en laissant égoutter dans la glace les caillots de sang pendant 48 heures; 2° opérer la filtration à une température voisine de 40 à 50° ; 3° disposer d'un vide ou d'une pression égale à 60 et 70° de mercure. Le sérum stérile, obtenu par ce procédé, est recueilli et vérifié comme dans le procédé Nocard-Roux ; il est soumis ensuite à la gélatinisation comme dans le procédé Nocard-Roux et le procédé Koch.

nant de l'eau. On chauffe ; la vapeur d'eau échauffant les tubes, fait gélatiniser le sérum.

Le temps nécessaire pour effectuer la gélatinisation complète varie de 30 à 60 minutes ; on reconnaît que l'opération est terminée quand le sérum a pris une teinte ambrée, demi-transparente. A ce moment, on enlève les tubes, car sous l'action plus prolongée de la chaleur, la teinte ambrée, demi-transparente, deviendrait opaque, ce qu'il faut éviter.

Les tubes contenant le sérum gélatinisé destiné à la culture des bactéries étant ainsi préparés, on procède au deuxième temps de l'opération, c'est-à-dire à l'ensemencement de ces tubes.

2e Temps. — *Ensemencement des tubes de sérum.*

On prend un fil de platine enchâssé dans un agitateur en verre ; on le passe deux ou trois fois dans la flamme d'une lampe à alcool ou d'un bec de Bunsen pour le stériliser ; après l'avoir laissé refroidir, on touche avec lui la fausse membrane supposée diphtérique. Le fil ainsi chargé est promené à la surface d'un des tubes de sérum, de façon à couvrir cette surface de traînées parallèles d'ensemencement, faites de gauche à droite ou de droite à gauche, peu importe, mais toujours dans le même sens. En d'autres termes, et pour nous servir d'une comparaison familière, on trace ces lignes d'ensemencement comme on règle une feuille de papier. La seule différence, c'est qu'il faut serrer les lignes le plus possible, comme si on voulait les faire se toucher.

On procède de même pour un second tube de sérum, mais sans essuyer ni charger à nouveau le fil de platine sur la fausse membrane. Ce tube donnera ainsi des colonies moins serrées.

Il importe, en procédant à cet ensemencement, de prendre certaines précautions pour éviter toutes les chances de contamination : ne déboucher les tubes que juste au moment d'y introduire le fil de platine; ne pas déposer sur une table le bouchon de ouate fermant les tubes, mais le tenir entre les mors d'une pince stérilisée.

Quand l'ensemencement est terminé, on flambe l'embouchure du tube en la passant rapidement dans la flamme; on la bouche avec le tampon de ouate et on place les tubes ainsi ensemencés, dans une étuve réglée à 37°, où ils devront séjourner pendant vingt-quatre heures.

Si l'on n'a pas de fausses membranes à sa disposition, et si l'on croit à la diphtérie, il suffit, avec le fil de platine préalablement stérilisé à la flamme et refroidi à l'air, de toucher la muqueuse du pilier postérieur, *le plus près possible du larynx*, et d'ensemencer ensuite les tubes comme il a été dit plus haut. Après 24 heures de séjour des tubes à l'étuve, si l'ensemencement a été fait convenablement, et si le sérum employé était tel qu'il doit être, on a toujours un diagnostic certain qui permet d'affirmer que la diphtérie existe ou n'existe pas.

Pour poser ce diagnostic, il faut faire deux opérations : 1° Examen à l'œil nu des cultures obtenues; 2° Examen micrographique des cultures obtenues.

Etudions comparativement ces deux examens et voyons ce qu'on observe :

Examen à l'œil nu des cultures obtenues

S'il n'y a pas de colonies à la surface des tubes, on peut, sans avoir besoin de recourir au microscope, affirmer qu'il n'y a pas de diphtérie.

S'il y a de la diphtérie, c'est-à-dire si le bacille Klebs-Lœffler existe, on voit, au bout de 24 heures, à la surface des tubes, des colonies d'un blanc grisâtre, arrondies, de contours réguliers, et qui regardées par transparence, c'est-à dire en interposant le tube entre les yeux et la lumière, sont opaques au centre et translucides à la périphérie.

On sait que la fausse membrane est le plus souvent associée à d'autres microbes, notamment au coccus Brison, au stretocoque et au staphylocoque ; dans ce cas on voit apparaître, à côté des colonies du bacille de Klebs-Lœffler, d'autres cultures.

Examen micrographique des cultures obtenues

Pour faire l'examen micrographique des cultures, on prélève au moyen d'un fil de platine stérilisé un fragment de la colonie, et on le délaye dans une goutte d'eau distillée stérilisée placée sur une lamelle. On colore la préparation à l'aide du bleu Roux-Yersin, et on procède pour l'examen en prenant les précautions générales que nous avons indiquées pour l'examen micrographique des fausses membranes supposées diphtériques, pages

S'il y a de la diphtérie, c'est-à-dire si le bacille de Klebs-Lœffler existe, la préparation présentera l'aspect que nous avons indiqué page 50, fig. 1.

Examen à l'œil nu des cultures obtenues (*suite*)	**Examen micrographique des cultures obtenues** (*suite*)
Les colonies, formées par le coccus Brisou, ressemblent un peu à celles formées par le bacille de Klebs-Lœffler, mais, regardées par transparence, elles sont translucides dans toutes leurs parties et ne présentent pas de point central opaque.	Les colonies, formées par le coccus Brisou, présentent l'aspect indiqué page 51, fig. 2.
Les colonies fournies par le streptocope sont translucides, beaucoup plus petites que celles formées par le coccus Brisou, forment un fin pointillé de petites colonies interposées entre les grosses colonies diphtériques.	Les colonies formées par le streptocoque présentent l'aspect indiqué page 51, fig. 3.
Les colonies fournies par le staphylocoque sont aplaties, diffluentes, irrégulières ; elles sont peu développées au bout de 24 heures mais se développent rapidement ensuite. (Fig. 8).	Les colonies fournies par le staphylocoque présentent l'aspect indiqué page 51, fig. 3.

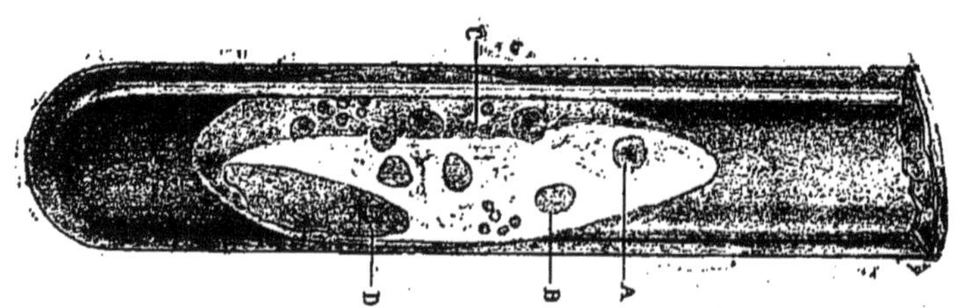

FIG. 8.

Aspect des cultures. — A Colonies et bacilles de Klebs-Lœffler. — B Coccus Brisou. — C Streptocoques. — D Staphylocoques.

Le pharmacien, qui s'est chargé de faire le diagnostic

bactériologique de la diphtérie, doit noter avec soin, dans son analyse, la présence simultanée et la nature des microbes qui se trouvent associés au bacille de Klebs-Lœffler. La connaissance de ces associations est, en effet, indispensable, non seulement pour émettre un bon pronostic, mais encore pour bien appliquer le nouveau traitement par le sérum et en tirer tout le parti qu'il peut donner.

Si le bacille diphtérique a été trouvé seul, il s'agit d'une angine diphtérique pure ou d'un croup pur ; dans les cas peu graves, les fausses membranes se détachent rapidement et disparaissent dans les 48 heures, la température s'abaisse, l'albumine disparaît s'il s'en est déclaré. La guérison est assurée par une injection de 10 c³ faite alors dans l'autre flanc.

Dans les cas plus graves, les membranes cessent d'augmenter dans les 24 heures qui ont suivi l'injection ; on doit faire d'autres injections de 20 c³ toutes les 24 heures, et il faut continuer jusqu'à ce que la température descende au-dessous de 38°.

Lorsque l'examen bactériologique a indiqué l'*association du bacille diphtérique au coccus dit de Brisou* la maladie n'est pas aggravée et on doit opérer comme ci-dessus.

Quand le staphylocoque pyogène est associé au bacille de Klebs-Lœffler, l'angine et le croup sont très graves. On doit injecter 20 c³ de sérum par jour, moitié le matin, moitié le soir, jusqu'à défervescence complète. Il est clair que le sérum est impuissant contre les complications pulmonaires qui se déclarent fréquemment.

Enfin, si le bacille diphtérique est accompagné de

streptocoques, le danger est extrême, la durée du traitement est plus longue et la quantité de sérum atteint 80 et 100 c³. Les complications pulmonaires sont des plus redoutables.

Comme on le voit, le coccus Brisou, associé seul au bacille diphtérique, est en général d'un pronostic bénin ; le staphylocoque et le streptocoque, au contraire, viennent compliquer la diphtérie et assombrir le pronostic.

SECTION III

Sérum antidiphtérique de l'Institut Pasteur

SOMMAIRE. — Modes de livraison du sérum de l'Institut Pasteur aux pharmaciens et à l'assistance publique. — Prix aux pharmaciens et au public. — Instruction pour l'emploi.

Nous croyons intéressant de donner, à titre de document, quelques renseignements sur le fonctionnement actuel du service de la vente au public du sérum fourni par l'Institut Pasteur.

Le sérum antidiphtérique est livré en petits flacons stérilisés fermés par un bouchon de caoutchouc aseptique. Ils contiennent 20 c³ de liquide et un petit morceau de camphre destiné à prolonger la conservation. Ils sont renfermés dans une boîte en bois, qui met le sérum à l'abri de la lumière, et entourés d'une instruction sur l'emploi ainsi conçue :

Instruction pour l'emploi du sérum antidiphtérique. — Le sérum antidiphtérique est du sérum de sang de cheval immunisé contre la diphtérie. Il conserve ses propriétés si on le maintient dans un endroit dont la température est peu élevée, et à l'abri de la lumière, sans sortir le flacon de l'étui qui le renferme ; au dessus de 50° le sérum devient inactif ; on a assuré sa conservation en y ajoutant une très petite quantité de camphre.

Action préventive. — Employé à la dose de 5^{cc}, le sérum donne une immunité passagère contre la diphtérie ; cette immunité dure 4 à 6 semaines ; on peut donc faire des injections préventives aux personnes exposées à la contagion. Le pouvoir préventif du sérum livré par l'Institut Pasteur est au moins de 50,000, c'est-à-dire qu'il suffit d'injecter à un cobaye une quantité de ce sérum égale à 1/50,000^e de son poids pour qu'il puisse supporter, sans être malade, une dose de culture virulente ou de toxine capable de faire périr les cobayes témoins en moins de 30 heures. Cette activité correspond environ à celle d'un sérum de 100 à 200 unités immunisantes de M. Ehrlich.

Action thérapeutique. — Injecté en quantité suffisante, le sérum antidiphtérique guérit la maladie déclarée, si toutefois elle n'est pas arrivée à une période trop avancée. La dose à employer varie suivant l'âge du malade ; 5 à 10^{cc} sont nécessaires si la maladie est sévère ou si elle date de plusieurs jours : il faut exceptionnellement, aller jusqu'à 30^{cc} et même au-delà dans les cas très graves, notamment dans ceux où l'on est obligé de pratiquer la trachéotomie. Il est donc impossible de fixer la quantité de sérum qui guérit un cas de diphtérie. Le médecin devra se guider sur la marche de la température et du pouls, ainsi que sur l'état général du malade. Aussi longtemps que la température rectale n'est pas tombée au-dessous de 38°, on ne peut considérer la maladie comme terminée. En général, les fausses membranes se détachent dans les 24 heures qui suivent l'injection de sérum, si la dose injectée est suffisante.

Lorsqu'un enfant présente du tirage, on pourra souvent éviter la trachéotomie en lui injectant une première fois 15 à 20^{cc} de sérum, et en pratiquant douze heures après une nouvelle injection de 10 à 20^{cc} si l'amélioration n'est pas suffisante.

Il est préférable d'injecter, dès le début, une dose de sérum un peu plus forte et capable d'arrêter la maladie, plutôt que de faire, à plusieurs reprises, des injections de doses faibles.

Chez les tous petits enfants, au-dessous d'un an, en règle générale, on injectera autant de centimètres cubes de sérum que l'enfant compte de mois. Il n'est pas nécessaire, à moins d'une gravité exceptionnelle de l'affection, de dépasser 15 à 20cc pour la première fois chez les adultes ; car si leur poids est plus considérable que celui des enfants, ils résistent beaucoup mieux à la maladie et par suite n'ont besoin que d'une aide moins puissante. Il faut injecter au malade la quantité utile de sérum, mais ne pas réitérer les injections sans nécessité.

Injections. — On doit faire les injections dans le tissu cellulaire sous-cutané, au niveau du flanc, en prenant toutes les précautions antiseptiques nécessaires. On lave d'abord la région avec de l'eau phéniquée à 2 % ou avec un soluté de sublimé au millième ; on doit, au moment même de pratiquer l'injection, stériliser la seringue et la canule, en les plongeant dans l'eau froide que l'on porte ensuite à l'ébullition pendant un quart d'heure. On recouvrira avec du coton antiseptique l'endroit où la piqûre a été faite. L'introduction du sérum sous la peau est très peu douloureuse et le liquide est résorbé en quelques instants.

Avant d'injecter le sérum, il est nécessaire de s'assurer qu'il est resté limpide ; un très léger précipité rassemblé au fond du flacon n'indique pas une altération.

Le diagnostic bactériologique de la diphtérie devra toujours être fait, puisque c'est le seul moyen de connaître, d'une manière certaine, si le cas est justiciable du traitement par le sérum et d'être fixé sur les mesures de désinfection à prescrire ; mais comme le traitement sérothérapique est d'autant plus efficace qu'il est institué plus tôt, il ne faudrait pas, sous prétexte d'attendre le résultat du diagnostic bactériologique, retarder l'injection de sérum, surtout si le cas se présente comme sérieux et avec élévation notable de température.

On sait, en effet, que le sérum injecté en temps utile prévient l'empoisonnement diphtérique, mais il est impuisant contre l'empoisonnement accompli qui se traduit par la paralysie, l'irrégularité de la respiration et du pouls. Lorsque ces symptômes se manifesteront malgré l'injection du sérum, c'est qu'alors on sera intervenu trop tard ou que la dose administrée aura été trop faible.

Inconvénients du sérum. — A la suite des injections du sérum antidiphtérique, on observe fréquemment une éruption d'urticaire qui apparaît le plus souvent dans les huit jours qui suivent le commencent du traitement. Cette éruption peut-être accompagnée d'une légère élévation de température ; elle disparaît sans causer de malaise notable. Plus rarement, on voit survenir des éruptions mal définies (érythèmes polymorphes) avec mouvement fébrile. Exceptionnellement, on observe des gonflements articulaires douloureux qui accompagnent l'éruption, et, dans ce cas, l'état fébrile pourra se prolonger plusieurs jours. Les adultes sont peut-être plus sujets que les enfants à ces manifestations érythémateuses fébriles. Tous ces accidents sont très passagers et n'ont jamais présenté de gravité sérieuse.

Le sérum de l'Institut Pasteur est délivré aux pharmaciens et droguistes depuis le 10 février 1895. Toutes les demandes doivent être adressées au *Service du sérum antidiphtérique, 18, rue Dutot, Paris*, et les signataires des demandes doivent indiquer leur qualité. L'Institut Pasteur ne pouvant, conformément à la loi, délivrer le sérum au public, c'est exclusivement *aux pharmaciens* que devront s'adresser le public et les médecins.

Le prix du flacon de 10 grammes est de 2 fr. 50 pour les pharmaciens, qui doivent le délivrer au public au prix de 3 francs ; le prix du flacon de 20 grammes est de 5 fr. pour les pharmaciens, qui doivent le délivrer au public au prix de 6 francs.

Le sérum nécessaire aux indigents est distribué gratuitement, à Paris, par les soins de l'assistance publique, et en province par l'intermédiaire des services d'assistance, conformément aux règlements élaborés par l'administration et le Comité consultatif d'hygiène publique de France. Il est renfermé dans des flacons portant dans la pâte du verre les mots : *Assistance publique — Gratuit.*

SECTION IV

Emploi du sérum antidiphtérique.

SOMMAIRE. — Technique des injections. — Indication de la sérothérapie dans la diphtérie. — Traitements locaux de la diphtérie. — Tableau de Charles Richet sur l'abaissement progressif de la mortalité diphtérique à Paris depuis l'emploi du sérum de Roux.

La technique employée pour pratiquer les injections de sérum antidiphtérique dans le traitement de la diphtérie, les indications de la sérothérapie, les traitements locaux employés dans cette maladie ont été l'objet de nombreux travaux. M. le Dr Louis Martin a fait sur ces différentes questions, le 6 et le 14 octobre 1894, à l'Institut Pasteur, une conférence remarquable à laquelle nous empruntons, sans y rien changer, les lignes suivantes :

Technique des injections de sérum

Pour pratiquer ces injections, on emploie une seringue ayant une contenance de 20 cent. cubes. Elle est stérilisable à l'eau bouillante. Elle se compose : 1° d'un corps de pompe (verre et métal, le verre séparé du métal par deux coussinets de caoutchouc) ; 2° d'un piston en caoutchouc ; 3° d'un ajutage, représenté par un tube de caoutchouc du diamètre d'un gros drain et de dix centimètres de long ; 4° d'une aiguille de quatre à cinq centimètres de long.

L'ajutage, qui est une pièce surajoutée, intercalée entre la seringue et l'aiguille, permet de faire convenablement les injections, alors même que l'enfant bougerait un peu.

Quelques conseils pratiques pour la *stérilisation de la seringue.*

Tout d'abord, avant de stériliser la seringue, vous devez toujours vous assurer de son bon fonctionnement. Je vous recommande surtout de bien vérifier la perméabilité de votre aiguille et le bon état des deux coussinets de caoutchouc que traverse le piston et qui correspondent aux deux extrémités du cylindre de verre.

Ces premières précautions prises, et sans serrer complètement le pas de vis qui assujettit le cylindre de verre — ce qui risquerait de le faire casser — vous plongez la seringue dans l'eau et faites bouillir pendant cinq minutes environ. Après l'ébullition, vous retirez la seringue et la laissez refroidir. Vous serrez alors le pas de vis et l'instrument est prêt à fonctionner.

Ne jetez pas l'eau qui vient de bouillir. Elle vous servira, l'injection faite, à laver votre seringue, votre ajutage de caoutchouc et votre aiguille. Or, cette précaution est très importante. Sans elle, en effet, ce qui reste du sérum, après l'injection, sur les parois des trois pièces de la seringue, se dessécherait et supprimerait la perméabilité de votre aiguille.

J'en aurai fini avec ces petits détails pratiques lorsque je vous aurai dit que vous devez toujours desserrer le pas de vis de votre seringue quand elle ne sert pas ;

de la sorte vous ménagerez les coussinets de caoutchouc.

Passons à l'*injection*.

Pour pratiquer cette injection, après avoir rempli la
seringue de sérum, vous la prenez de la main droite, à
pleine main, entre les trois derniers doigts et la paume
de la main. Entre le pouce et l'index restés libres, vous
saisissez l'aiguille par sa base, c'est-à-dire à son point
d'union avec l'ajutage de caoutchouc. De la main
gauche, vous faites alors un pli à la peau du flanc et
vous enfoncez l'aiguille à la base de ce pli, mais sans
l'enfoncer par trop, de façon à ne pas dépasser le tissu
cellulaire sous-cutané quand vous pousserez l'injection.

A ce moment, c'est-à-dire quand l'aiguille est enfon-
cée, vous changez votre seringue de main ; après quoi,
de la main droite, redevenue libre, vous poussez
doucement le piston de la seringue en même temps que
vous lui imprimez un léger mouvement de rotation.
J'ajoute qu'il ne faut charger votre seringue que de la
quantité que vous devez injecter.

Je n'ai pas besoin de vous dire qu'avant l'injection vous aurez eu soin de laver la peau avec une solution antiseptique (sublimé au 1/1000 de préférence) au
niveau du point que vous devez traverser. L'injection
faite, vous recouvrez la zône de la piqûre avec de la
ouate hydrophyle. Cette ouate forme une sorte de col-
lodion avec le sérum qui revient par la piqûre, et, de
la sorte, l'orifice de cette piqûre se trouve complètement obturé. Une boule d'œdème assez considérable
se produit pendant l'injection pour disparaître 15 à
30 minutes après. Pas de réaction générale.

Indications sur la sérothérapie dans la diphtérie

Nous arrivons aux indications de la Sérothérapie dans la diphtérie.

Nous avons dit que le sérum pouvait être employé *préventivement* et *thérapeutiquement*, en d'autres termes qu'il agissait comme vaccin et comme remède.

Voici dans quels cas nous conseillons de l'employer à *titre préventif*.

Lorsque dans une famille, ou une agglomération d'enfants, survient un cas de diphtérie, on doit vacciner les enfants de cette famille ou de cette agglomération en injectant cinq centimètres cubes de sérum, une fois donnés, pour les enfants de moins de dix ans, et dix centimètres cubes au-dessus de cet âge. Cette vaccination suffira le plus souvent à empêcher toute épidémie, ou si quelques enfants sont infectés par le premier cas, ils le seront moins gravement.

Je ne saurais préciser davantage faute d'observations en nombre suffisant. Je ne puis donc vous dire combien de temps dure l'immunisation ainsi obtenue.

Etudions maintenant *l'emploi thérapeutique* du sérum antidiphtérique.

Règle générale dont il ne faudra jamais vous départir : toutes les fois que vous soupçonnerez la diphtérie chez un malade, vous devrez immédiatement lui injecter, sous la peau du flanc, vingt centimètres cubes de sérum en une seule fois. Au-dessus de quinze ans, il est préférable d'injecter 30 à 40 c³, dans la même séance, mais en deux piqûres, l'une au flanc droit, l'autre au flanc gauche, soit 15 à 20 c³ de chaque côté. Ces injections,

en effet, n'ont aucun inconvénient tant soit peu sérieux. Tout au plus risquerez-vous un peu d'urticaire ;
et s'il s'agit vraiment d'une diphtérie, vous n'aurez
pas, du moins, perdu pour agir un temps souvent pré-
cieux.

Aussitôt cette injection faite, ou mieux *avant* l'injection, pour n'avoir pas à remuer le malade *après*,
vous ouvrez sa bouche, vous chargez votre fil-spatule
en le portant sur une fausse membrane ou sur la muqueuse du pilier postérieur, et vous ensemencez immédiatement vos deux tubes de sérum de la façon que je
vous ai indiquée dans notre conférence.

Vingt-quatre heures après, l'examen de vos tubes va
vous donner les indications thérapeutiques les plus importantes. Il nous apprendra, en effet, si, oui ou non,
il s'agit de diphtérie. S'il n'y a pas diphtérie, vous
cessez, bien entendu, le sérum. Dans le cas contraire,
l'examen de vos cultures vous apprendra encore —
chose capitale, je vous l'ai dit — s'il s'agit de diphtérie
pure ou de diphtérie associée.

Toutes les indications de la Sérothérapie que je
vais vous exposer maintenant, sont en dépendance :
1° de l'état du pouls ; 2° de la température ; 3° de la
respiration ; 4° de l'albumine. L'état local (fausses
membranes) fournirait assurément des indications utiles
si nous n'avions pas l'examen bactériologique, mais ce
dernier donne des indications analogues et elles sont
plus précises. L'aspect des fausses membranes, pas
plus que leur abondance, ne vous renseignerait jamais,
en effet, sur le point capital pour le pronostic et le traitement, à savoir s'il y a diphtérie pure ou diphtérie
associée.

Entrons, à présent, dans le détail des différents cas qui peuvent se présenter dans la Sérothérapie. Mais il est nécessaire, au préalable, d'ouvrir ici une parenthèse ; je veux parler des traitements locaux dans la diphtérie.

Sur les traitements locaux dans la diphtérie

Il est bien entendu que le traitement par le sérum n'exclut pas tous les traitements locaux. M. Roux l'a dit expressément au Congrès de Buda-Pesth et dans ses mémoires antérieurs. Assurément, il proscrit tout traumatisme et, par conséquent, tout caustique ; en outre, il demande la suppression des traitements par l'acide phénique et le sublimé, parce que l'expérience nous a démontré que si on employait simultanément les traitements par le sérum et par l'acide phénique ou le sublimé, on aboutissait à de mauvais résultats. Ainsi, pendant huit jours, dans le pavillon de la diphtérie, à l'hôpital des enfants, nous avons employé concurremment les traitements par le sublimé et par le sérum. Or, nous avons eu trois décès d'angines diphtériques de moyenne intensité alors que, la même semaine, avec le même sérum, dans le même milieu, des cas de croup opérés, par conséquent beaucoup plus graves, mais traités exclusivement au sérum, guérissaient. Nous ne nous sommes pas crus autorisés à pousser plus loin l'expérience.

Mais, si M. Roux a déconseillé l'acide phénique et le sublimé, il conseille les lavages, trois fois par jour, avec des solutions boriquées ou une solution de 50 grammes de liqueur de Labarraque dans un litre d'eau bouillie. Ces lavages, en effet, ont pour avantage de détruire le plus de germes possibles et d'éviter ainsi des angines microbiennes qui pourraient succéder à l'angine diphtérique guérie. M. Roux est si péu opposé au traitement local qu'il a toujours conseillé les attouchements au bleu composé, et qu'il a essayé, dans ces derniers temps, un mélange — à peu près à parties égales — de camphre et de menthol, porté à viscosité dans un mortier. En outre, pendant tous nos traitements au sérum, nous avons conservé, pour tous les cas, les attouchements à la glycérine salicylée (5 0/0 d'acide salicylique). Dans les cas bénins, les fausses membranes se détergent si facilement et la bouche se nettoie si vite, que ce traitement local peut être abandonné rapidement.

Je n'ai pas besoin d'ajouter que le traitement par le sérum ne change rien à l'alimentation des enfants. Il faut les bien nourrir toutes les fois qu'une albuminurie sérieuse n'impose pas le régime lacté exclusif.

Angine diphtérique pure bénigne

Ceci dit, prenons tout d'abord un cas d'angine diphtérique pure.

Le premier jour, conformément à la règle générale, nous avons injecté 20 cent. cubes de sérum. Le pouls était alors à 148, la température vespérale à 38. Pas de troubles respiratoires ; pas d'albumine.

Vingt-quatre heures après l'injection, le pouls était tombé à 108, et la température vespérale, loin d'augmenter, avait baissé un peu (37°8 au lieu de 38°). Cette diminution légère, coïncidant avec la diminution considérable du pouls, nous dispensait de donner une nouvelle dose de sérum.

Angine diphtérique pure mais grave

Voici maintenant un cas d'angine diphtérique pure, comme la précédente, mais grave au lieu d'être bénigne.

Le premier jour, nous avons donné 20 cent. cubes de sérum, mais cette dose n'a pas été suffisante, car le lendemain, il y a une élévation de trois dixièmes pour la température, et le pouls monte de 144 à 164. Cette ascension simultanée des deux courbes, nous indique que la maladie n'est pas enrayée. Il faut, en pareille occurence, répéter la dose, donner encore 20 cent. cubes en une seule fois, ou mieux, 10 cent. cubes le matin et 10 le soir. C'est ce que nous fîmes. Qu'arriva-t-il ?

Le troisième jour, la température baisse d'un degré. En revanche, le pouls reste sensiblement à la même hauteur : 160, et l'albumine apparaît en notable quantité. Le pronostic, par suite, devait être réservé, puisque, pour un élément favorable — abaissement de la température — nous en avions deux défavorables : pouls fréquent et albuminurie notable. Aussi avons-nous injecté une nouvelle dose de 10 cent. cubes. Le lendemain, le pouls et la température baissent, l'albumine diminue légèrement, nous arrêtons donc le traitement. Le malade a guéri.

En résumé, les angines diphtériques pures nécessitent de 2 à 50 cent. cubes de sérum, répartis en trois jours, et la guérison est la règle. Il me suffira, à ce propos, de vous rappeler les chiffres de la communication de M. Roux, à Buda-Pesth : 120 angines diphtériques pures, neuf décès ; encore faut-il ajouter que sur ces neufs décès, deux concernent des enfants ayant succombé l'un à la tuberculose, l'autre à la rougeole, et que les sept autres sont morts moins de vingt-quatre heures après leur entrée.

Nous arrivons aux angines diphtériques associées.

Je n'insisterai pas sur les cas où le bacille diphtérique se trouve associé avec le petit coccus Brisou. Cette association, en effet, n'aggrave pas le pronostic ; elle ne diffère donc pas, pour la gravité, des cas précédents.

Angine diphtérique associée à streptocoques

Mais prenons les associations qui aggravent considérablement le pronostic, à savoir les associations du bacille diphtérique avec le streptocoque et les staphylocoques.

Le premier jour, nous avons donné vingt centimètres cubes.

Viug-quatre heures après, toutes les courbes sont descendantes, et fait très important, la température vespérale est inférieure à celle du matin. On donne alors dix centimètres cubes seulement. Étant donnée l'association microbienne, il eût été bien préférable d'injecter, ce second jour, 20 centimètres cubes au lieu de 10. Ce qui s'est passé le jour suivant en fournit la preuve.

Le troisième jour, en effet, nous a ménagé une de ces surprises comme vous en rencontrerez souvent dans les angines associées. Toutes les courbes subissent une ascension brusque et considérable, et, symptôme très sérieux, la respiration s'accélère à tel point que l'on doit craindre un début de broncho-pneumonie.

Il est urgent d'augmenter la dose et de donner vingt centimètres cubes, ce que nous faisons.

Le lendemain, cet orage s'est calmé. Toutes les courbes s'abaissent sensiblement. La température du soir est même inférieure à celle du matin, et si le microscope ne nous avait pas appris qu'il y avait une association à streptocoque, nous aurions pu arrêter le traitement. Nous avons cependant donné, le quatrième jour, une nouvelle dose de dix centimètres cubes pour nous prémunir contre une nouvelle rechute. L'albumine n'existant pas en très grande quantité, nous n'avions pas à dépasser cette dose.

Au cinquième jour, l'étude du pouls, de la température et de la respiration nous fournissait des indications plutôt favorables. L'albumine, il est vrai, avait augmenté légèrement, pas assez cependant pour nécessiter une nouvelle dose de sérum. Mais si l'augmentation eût été plus considérable, nous aurions injecté encore 5 ou 10 c. cubes.

En effet, la présence de l'albumine dans les urines indique une action de la toxine diphtérique sur le filtre rénal. Il est donc utile d'augmenter les doses d'antitoxine pour neutraliser, autant que possible, l'action de la toxine sur le rein.

A ce propos, je tiens à répondre à une objection que j'ai entendu formuler : l'antitoxine a-t-elle une action nocive sur le rein ?

Pour trancher cette question, il suffit de rappeler les chiffres suivants de la communication de M. Roux.

Avant le traitement par les injections d'antitoxine, on trouvait de l'albumine dans les deux tiers des cas d'angines diphtériques pures. Depuis le traitement, on en trouve à peine dans la moitié des cas.

Je ne m'arrête pas sur l'association à staphylocoques. Sa marche ne diffère pas de la précédente, et sa gravité est seulement un peu moindre.

Dans les trois cas que nous venons d'étudier, et que j'ai pris pour types, les malades ont guéri. Lorsque l'angine diphtérique pure se termine par la mort, celle-ci survient généralement moins de vingt-quatre heures après le début du traitement. Toutefois, dans quelques angines pures, mais toxiques — c'est-à-dire avec empoisonnement général — la mort peut survenir (par cachexie, paralysie, troubles cardiaques, rénaux, etc.) sept ou huit jours après le début du traitement. Ces cas sont très rares (1 ou 2 0/0 au plus), mais je tenais cependant à vous les signaler. Généralement, pour les angines associées, quand la mort survient tardivement, elle est due à des complications pulmonaires, ou même quelquefois à des infections généralisées dues aux microbes associés.

Il nous reste maintenant à étudier les croups, autrement dit les laryngites diphtériques.

Les croups non opérés doivent être traités comme les angines, en tenant compte, toutefois, dans la sérothérapie, des indications très importantes fournies par la respiration. Nous allons, du reste, examiner plus en détail ces indications respiratoires à propos des croups opérés.

Croups opérés purs

Comme pour les angines, il faut distinguer les croups opérés en croups *purs* et en croups *associés*.

Dans les premiers cas (croups opérés purs), le premier jour, jour de la trachéotomie, nous avons injecté, suivant la règle générale, 20 centimètres cubes. Nous avons répété la dose le deuxième jour, parce que toutes les courbes étaient ascendantes. Le troisième jour, le pouls et la température s'améliorent ; la respiration augmente de fréquence ; toutefois, il n'existe pas d'albumine. Nous nous contentons d'injecter à nouveau dix centimètres cubes.

Le jour suivant, on enlevait la canule, l'enfant respirait bien, la température et le pouls continuaient à être bon. Il était donc inutile de revenir au sérum.

Croups opérés associés à streptocoques

Mais les choses ne se passent pas aussi simplement avec les croups associés.

Le pronostic est des plus graves dès le lendemain de la trachéotomie. Malgré les vingt centimètres cubes de sérum donnés le jour de l'opération, toutes les courbes sont ascendantes le lendemain ; l'albumine existe en très notable quantité ; il faut donc renouveler la dose de sérum.

Le lendemain de cette seconde dose, il y a une amélioration générale. Tous les symptômes s'amendent, mais nous ne devions pas oublier la gravité de l'association et nous donnâmes encore, pendant deux jours, dix centimètres cubes par jour.

Malgré ces doses répétées, le cinquième jour, la respiration s'accélère. La broncho-pneumonie, complication si fréquente et si redoutable dans les croups associés, menace l'enfant. Il est donc encore utile de donner une nouvelle dose de sérum, mais nous nous contentons de cinq centimètres cubes, à cause de la chute, de plus d'un degré, de la température, et de la diminution considérable de l'albumine.

Le lendemain (sixième jour), on peut enlever la canule. L'enfant guérit; mais le contraire n'arrive que trop souvent.

Pour tâcher d'éviter la broncho-pneumonie dans ces sortes de cas, nous injectons, chez tous nos opérés, une fois par jour, un centimètre cube d'huile mentholée dans la canule. Cette huile mentholée est ainsi composée :

> Menthol............................... 4 gr.
> Huile d'amandes douces............... 100 gr.

M. Charles Richet a donné dans la *Revue scientifique* un tableau que nous reproduisons plus bas, et qui montre, d'une façon saisissante, l'abaissement progressif de la mortalité diphtérique à Paris depuis l'emploi du sérum de Roux.

Sur la même ligne 1, 2, 3, etc., sont inscrits les décès de chaque période de quatorze jours correspondante des cinq années antérieures à 1895, et de deux autres années prises au hasard, 1884, 1887. Les chiffres sont ceux du premier semestre de chaque année.

PREMIER SEMESTRE

Mortalité par deux semaines (quatorze jours)

	1884	1887	1890	1891	1892	1893	1894	1895
1	97	81	55	74	49	83	75	26
2	106	42	51 .	78	60	70	57	15
3	102	71	81	76	46	51	53	23
4	112	90	84	89	61	58	52	23
5	145	84	83	93	66	62	65	22
6	145	84	92	73	74	75	74	27
7	121	78	93	76	56	62	54	15
8	114	81	71	85	58	60	61	17
9	106	74	86	69	55	91	52	19
10	94	66	74	59	56	49	49	24
11	103	73	66	62	73	53	45	15
12	88	54	52	43	33	52	30	9
13	67	55	78	33	55	46	38	4

Classe II

AUTRES SÉRUMS THÉRAPEUTIQUES RÉCEMMENT PROPOSÉS.

SOMMAIRE. — *Sérum antistreptococcique* contre la fièvre puerpérale ét l'erysipèle (Roger et Marmorek). — *Sérum antisyphilitique* (Richet et Héricourt). — *Sérum antitétanique* (Vaillard). — *Sérum antiphtisique* (Maragliano). — Conclusions générales.

Les brillants résultats donnés par le sérum de Roux dans le traitement de la diphtérie, ont été la cause de nouvelles recherches, entreprises dans le but de guérir d'autres maladies par un traitement sérothérapique approprié. Sans insister très longuement sur ces travaux, il nous paraît cependant intéressant de les signaler, pour rendre cette étude aussi complète que possible.

Sérum antistreptococcique. — On sait que l'érysipèle et la fièvre puerpérale sont dûs à une infection causée par un streptocoque. MM. Roger et Marmoreck ont immunisé des chevaux et des ânes contre ce streptocoque et ont injecté le sérum de ces animaux, *sous le nom de sérum antistreptococcique*, à des malades atteints d'érysipèle et de fièvre puerpérale, dans le but de guérir ces malades.

Sérum antisyphilitique. — MM. Richet et Héricourt ont inoculé à des chiens et à des ânes du sang de malades atteints de syphilis et ont injecté le sérum de ces animaux *sous le nom de sérum antisyphilitique*, à des malades atteints de syphilis, en vue d'obtenir la guérison de cette maladie.

Sérum anticancéreux. — Dans une communication qu'ils ont faite à l'Académie des sciences le 27 avril 1895, MM. Richet et Héricourt ont entretenu l'Académie de nouvelles tentatives qu'ils avaient entreprises pour la guérison du cancer au moyen de la Sérothérapie.

Après avoir enlevé un ostéosarcome à un malade, ils ont broyé cette tumeur avec de l'eau distillée ; le liquide filtré a été inoculé à un âne et à deux chiens ; cette injection n'a été suivie d'aucune réaction. Plusieurs jours après, le sérum du sang de ces animaux ainsi immunisé, a été injecté à deux malades, dont l'un était atteint de fibrosarcome récidivé de la partie thoracique, tandis que l'autre avait une tumeur de la région épigastrique, diagnostiquée cancer de l'estomac. *Le sérum anticancéreux*, administré chez ces deux malades dans des conditions déterminées, a produit, disent ces expérimentateurs, un résultat remarquable.

Les expériences faites avec le sérum antistreptococcique, avec le sérum antisyphilitique, avec le sérum anticancéreux, ne sont pas encore assez nombreuses pour qu'on puisse être affirmatif sur leur action dans le traitement sérothérapique de l'érysipèle, de la syphilis, de la fièvre puerpérale et du cancer.

Sérum antitétanique. — M. Vaillard, continuant ses belles recherches sur le tétanos, vient de faire à l'Académie des sciences une nouvelle communication dont nous donnons un extrait d'après les comptes rendus de l'Académie du 27 mai 1895.

Le tétanos est une maladie microbienne ; le poison qui l'engendre, et qui est secrété par un bacille spécial, est très énergique ; des doses infinitésimales d'une culture stérilisée par filtration sur porcelaine sont mortelles pour les petits animaux ; deux gouttes suffisent à tuer un cheval.

Ce poison a pour antidote le sérum des animaux immunisés contre le tétanos, d'après le procédé de Behring et Kitasato, sérum qu'on appelle *sérum antitétanique*. Ce sérum antitétanique ne détruit pas le poison tétanique ; il le rend inoffensif et sa puissance antitoxique n'a d'égal que la toxicité de la toxine tétanigène.

Malgré sa prodigieuse activité, le sérum antitétanique n'a pas la valeur curative qu'on espérait ; appliqué au traitement de la maladie déclarée chez l'homme ou les animaux, il est impuissant à guérir les formes aigües ou à marche rapide, et cela parce que, lorsque l'inoculation du sérum est pratiquée, c'est-à-dire lors de l'apparition des symptômes du tétanos, l'intoxication est déjà un fait accompli. Le sérum est sans action sur les troubles qui se manifestent sur les éléments nerveux à la suite de l'impression causée par le poison tétanique. Il n'a chance d'agir que dans les formes lentes, dans celles ou l'intoxication se fait progressivement.

Si le sérum antitétanique est infidèle comme curateur, il donne de meilleurs résultats lorsqu'il est injecté préventivement ; dans ce cas, il immunise avec certitude les animaux ; cette immunité est temporaire, comme celle que confèrent tous les sérums, et, pour qu'elle persiste, il est nécessaire de renouveler les injections.

La préservation est *certaine*, lorsque l'infection a pour siège le tissu conjonctif sous-cutané ; elle est moins constante dans les cas d'infection intramusculaire, lesquels sont, fort heureusement, peu communs chez l'homme ou chez les animaux. Cette différence dans la préservation provient de ce que, dans le tissu conjonctif, la destruction de la toxine par les cellules phago-cytaires est plus facile et plus prompte que dans le tissu musculaire.

Le sérum antitétanique constitue donc une précieuse ressource pour la prophylaxie du tétanos ; cette maladie pourra être à peu près certainement prévenue toutes les fois qu'on injectera ce sérum, soit aux sujets atteints de blessures qui, par leur siège et leur nature, sont particulièrement favorables au développement du tétanos (plaies par écrasement, plaies contuses souillées de terre ou de poussières du sol, ou débris de fumier, plaies avec pénétration de corps étrangers provenant du sol ou ayant été en contact avec lui), soit aux opérés dont les plaies sont connues pour être souvent le point de départ du tétanos (castration, amputation de la queue, opérations sur le pied chez les animaux domestiques).

L'emploi du sérum antitétanique, à titre préventif, peut encore rendre service dans les régions tropicales de l'Amérique et de l'Afrique, où le tétanos est si fréquent, à la suite des plaies les plus légères, qu'il représente, en certaines contrées, une des principales causes de mortalité chez les nègres. Il sera encore applicable dans les pays du Nord de l'Europe où le tétanos des nouveaux-nés enlève un grand nombre d'enfants.

Sous l'impulsion de M. Nocard, cette médication prophylactique est déjà entrée dans la voie de l'application ; plusieurs vétérinaires y ont eu recours après la castration et dans le traitement du clou de rue, et le résultat a été la suppression des cas de tétanos qu'ils enregistraient avant l'emploi de cette nouvelle médication.

Sérum antituberculeux ou *Sérum antiphtisique.* — M. Maragliano, professeur à l'université de Gênes, vient de faire, au Congrès de médecine de Bordeaux, du mois d'août 1895, une très importante conférence sur un nouveau traitement de la tuberculose par la Sérothérapie. Le savant professeur a essayé son traitement sur 83 malades présentant toutes les formes de la tuberculose pulmonaire, depuis les plus graves jusqu'aux plus légères. Tous en ont ressenti un bienfait réel, mais à des degrès divers, variant avec l'état du malade.

M. Maragliano ne prétend pas que son nouveau traitement soit une panacée universelle, il met même ses auditeurs en garde contre une exagération trop naturelle en pareille matière.

« Il ne faut, dit-il, ni songer, ni prétendre à des résultats impossibles. On ne peut pas juger de l'efficacité d'une nouvelle méthode de traitement, quand on ne veut s'en servir que contre les formes avancées d'une maladie, quand il y a dans les tissus des lésions profondes causées par l'infection et lorsque l'organisme est tellement atteint, qu'il ne peut plus contribuer, de son côté, comme il faudrait, pour arriver au but cherché. La

Sérothérapie antituberculeuse peut être utile et raisonnablement faire espérer la guérison seulement dans les cas sans foyers destructifs.

Nous ne pouvons mieux faire qu'en reproduisant les conclusions de l'éminent professeur :

« Et maintenant, je conclus et je puis dire que mes cas et les nombreuses recherches que j'ai faites, m'ont convaincu que, par le sérum antituberculeux, on peut obtenir des succès brillants dans les formes circonscrites et apyrétiques de la tuberculose, que l'on peut avoir des améliorations quelquefois même considérables dans les formes les plus graves. Et, en effet, sur 83 tuberculeux d'une gravité différente soumis au traitement par le sérum, 61 en retirèrent qui plus, qui moins, un profit réel, et ceux chez lesquels la maladie n'était pas trop avancée sont guéris ou approchent de la guérison. Je ne prétends pas avoir fait une découverte. La découverte était déjà faite virtuellement quand on démontra que par certains procédés on peut provoquer chez les animaux la production de substances spécifiques de défense contre les maladies infectieuses, que ces substances se trouvent dans le sérum du sang, et que par lui on peut les transmettre dans l'organisme d'autres animaux et de l'homme.

« Ce principe établi, il était tout naturel qu'on en étudiât l'application au traitement des différentes affections et, par conséquent, aussi de l'infection tuberculeuse. Je crois avoir atteint mon but par un sérum, et les résultats que je viens d'obtenir ne doivent point vous étonner, puisque Babès en aurait obtenu de semblables, de même que Paquin. Ma communication diffère des précédentes par ce détail seulement : c'est la première

fois que l'on présente une série nombreuse de cas
étudiés méthodiquement dans une clinique médicale
entourée de toutes les garanties nécessaires. Mes affir-
mations sont fondées non sur des expériences faites sur
des animaux, mais sur la clinique humaine. Je sais,
dès à présent, toutes les défiances que soulèvera cette
communication, défiances autorisées par les échecs que
d'autres méthodes de traitement proposées dans ce but
ont dû supporter, défiances alimentées par la conviction
erronée et dogmatique que la tuberculose est incurable.
Je n'ignore pas non plus que tous ceux qui, médecins
ou non, prétendent avoir un moyen capable de
guérir les tuberculeux déjà arrivés aux derniers
moments de la vie, se plaindront sous peu que le
sérum n'ait point été capable d'obtenir l'impossible. Je
m'attends à tout cela, mais je suis persuadé que tous
ceux qui, par un bon sérum antituberculeux, traiteront
les tuberculeux susceptibles de traitement, par leurs
succès confirmeront les miens. »

Il est inutile d'ajouter que cette communication a
été accueillie par une triple salve d'applaudissements.
La découverte de M. Maragliano est une découverte
capitale, si elle peut enrayer la marche de cette terrible
maladie si répandue et jusqu'à présent inguérissable.

Nous avons terminé l'étude que nous désirions présenter sur les sérums thérapeutiques et autres liquides
organiques injectables. Aussi remarquables que puissent paraître les résultats obtenus et les espérances
promises, n'est-il pas permis de se demander quel sera
l'avenir de ces médicaments d'origine animale? A ce
sujet, nous nous permettrons de rapporter quelques

réflexions que nous trouvons dans la remarquable leçon
d'ouverture du cours de matière médicale de **M.** le
professeur de Nabias, de Bordeaux :

« Les premières idées sur l'emploi thérapeutique des
substances animales n'ont pas pris naissance avec
l'expérience ou l'observation personnelle. On a fait
découler généralement les indications thérapeutiques
de l'origine et du rôle apparent que ces substances
semblaient jouer chez les animaux qui les produisent.
C'est ainsi que les concrétions de l'estomac de l'écrevisse
étaient propres pour l'estomac acide ; le castoréum
devait avoir une action bienfaisante sur les organes
génitaux ; pareillement l'odeur du musc devait être
agréable à l'utérus et pouvait bien, par extension,
influencer favorablement les maladies dont on suppo-
sait le point de départ dans cet organe, l'hystérie par
exemple. Et de fait, l'emploi inconsidéré de cette
substance dans cette dernière maladie a donné lieu à
cette délicieuse remarque de Trousseau et Pidoux que
« l'histoire du musc, comme remède antihystérique,
était digne des billevesées grandioses écrites jadis sur
l'utérus en général et l'hystérie en particulier ».

« C'est évidemment sous l'empire des mêmes idées
(similia similibus curantur) que les médecins du
XVIIe siècle ont fait entrer dans l'ancienne matière
médicale les *poumons de renard*, estimés, dit Lémery (1),
pour les maladies de poitrine, comme pour l'asthme et
la phtisie ; *le foie et les intestins de loup*, propres pour
la colique venteuse ; *l'arrière-faix*, destiné à empêcher
les tranchées des femmes en couches ; *les têtes de*

____

(1) Lémery, *Pharmacopie*, MDCCLXII, p. 125-126.

vipères, qui préservent de la morsure des serpents, etc.

« Or, il faut bien avouer que ce n'est pas sans sourire que nous examinions cette thérapeutique de nos précurseurs. Et cependant, par un de ces retours bizarres que l'on observe même dans la science, une matière médicale nouvelle tend à s'ériger actuellement en empruntant les même armes au règne animal.

« Ainsi que vient de le dire M. le professeur Bouchard, dans sa savante étude *sur la nutrition envisagée au point de vue médical,* il est un ordre de secrétion fort peu connu chimiquement, dont la révélation est due à la clairvoyance hardie de Brown-Séquard. L'expérimentation physiologique a permis d'admettre l'existence de ces secrétions internes qui, formées dans les glandes à conduit excréteur, comme dans les glandes vasculaires sanguines, introduisent dans le sang des substances utiles capables de solliciter à distance l'action d'autres organes ou de neutraliser les effets de substances nuisibles.

« Les découvertes récentes sur le rôle du pancréas dans la fonction glycémique et celle de la glande thyroïde dans le traitement du myxœdème, ne laissent aucun doute sur la réalité des secrétions internes. Et c'est ainsi que la conception des sucs organiques, qui a été accueillie au début avec tant de scepticisme, est entrée aujourd'hui dans le cadre des faits réels. »

Quoiqu'il en soit, les pharmaciens, dit avec raison M. Crinon dans le *Répertoire de pharmacie,* ne peuvent que concevoir une légitime émotion en assistant au spectacle qui s'offre à leurs yeux. Le jour où toutes les maladies seront traitées par des sérums thérapeutiques ou autres liquides organiques, les médicaments, accumulés dans les officines, deviendront inutiles et ce ne sera pas assurément ce progrès scientifique, accompli dans le domaine de la médecine, qui contribuera à améliorer le sort déjà très précaire de la profession.

En attendant l'avènement définitif de cette révolution médico-pharmaceutique, nous croyons devoir rappeler les éloquentes paroles par lesquelles M. le professeur Bouchard terminait son discours au congrès de médecine de Bordeaux du 8 août 1895, et qui résument, d'une manière magistrale, l'action exercée par les sérums thérapeutiques sur l'économie : « Si telle est l'action des sérums antitoxiques, la Sérothérapie exaltant les fonc tions par lesquelles nous nous défendons naturellement contre l'invasion microbienne et que les poisons bactériens risquent de paralyser, cette Sérothérapie rentre elle aussi dans la thérapeutique naturiste, avec cette particularité que le médicament a été fabriqué par l'animal. Ne pensez-vous pas que ces grands progrès thérapeutiques, loin d'ébranler le vieil édifice de la médecine, ne font que le consolider, qu'ils y trouvent leur place préparée d'avance, et que les nouveaux remèdes, comme les anciens, ne font le plus souvent que solliciter l'effort de la vieille nature médicatrice ? »

TABLE DES MATIÈRES

CHAPITRE II

INJECTIONS DE SANG D'ANIMAUX (HÉMATOTHÉRAPIE)

TITRE PREMIER

SÉROTHÉRAPIE COMPRENANT L'INJECTION DE SÉRUM D'ANIMAUX

TITRE II

SÉROTHÉRAPIE COMPRENANT L'INJECTION DES SÉRUMS ARTIFICIELS.

TITRE III

SÉROTHÉRAPIE COMPRENANT L'INJECTION DES SÉRUMS ANTITOXIQUES
OU THÉRAPEUTIQUES.

Classe I

SÉRUM ANTIDIPHTÉRIQUE.

Pages

SECTION I

Préparation
de la toxine diphtérique et du sérum antidiphtérique.

Sommaire. — Préparation de la toxine dipthérique. —
Méthode employée pour immuniser les animaux devant fournir le sérum antidiphtérique : atténuation de
la toxine à l'aide de la liqueur de Gram ; injection de

cette toxine atténuée aux chevaux qui doivent être immunisés ; dose et temps nécessaire à l'immunisation. — Récolte et conservation du sérum antidiphtérique. — Quantité de sérum que peut fournir un cheval...................................... 38 à 40

SECTION II

Diagnostic bactériologique de la diphtérie.

Sommaire. — Comment se fait cet examen en Amérique ; sérum de culture tenu dans les officines. — Nouveau laboratoire municipal de Paris pour la diphtérie. — Importance de ce diagnostic et technique à employer pour le pratiquer ; opérations qu'il comprend. — Récolte et conservation des fausses membranes ou secrétions supposées diphtériques. — Cas qui peuvent se présenter : 1° le pharmacien ne veut pas faire personnellement le diagnostic bactériologique (précautions qu'il doit prendre pour l'expédition et le transport de ces fausses membranes au laboratoire de bactériologie ; circulaire de l'administration des postes à ce sujet) ; 2° le pharmacien veut pratiquer lui-même le diagnostic bactériologique ; il doit, dans ce cas, faire les deux opérations suivantes :

1re Opération. — **Examen micrographique des fausses membranes supposées diphtériques. —** Etude des précautions à prendre pour obtenir la préparation micrographique, pour la colorer et l'examiner. — Aspect des préparations obtenues.

2e Opération. — **Culture sur sérum des fausses membranes ou des sécrétions supposées diphtériques et examen micrographique des cultures obtenues. —** Cette deuxième opération comprend quatre temps :

SECTION III

Sérum antidiphtérique de l'Institut Pasteur.

SECTION IV

Emploi du sérum antidiphtérique.

Classe II

AUTRES SÉRUMS THÉRAPEUTIQUES RÉCEMMENT PROPOSÉS.

www.ingramcontent.com/pod-product-compliance
Ingram Content Group UK Ltd.
Pitfield, Milton Keynes, MK11 3LW, UK
UKHW022251120726
13694UKWH00003B/1031